Séduite par le Dr Langley

*

Un bébé entre confrères

KATE HARDY

Séduite par le Dr Langley

Traduction française de
VIRGINIE CANTIN

BLANCHE

HARLEQUIN

Collection : Blanche

Titre original :
SECOND CHANCE WITH HER GUARDED GP

HARPERCOLLINS FRANCE
83-85, boulevard Vincent-Auriol, 75646 PARIS CEDEX 13
Service Lectrices — Tél. : 01 45 82 47 47 - www.harlequin.fr
ISBN 978-2-2804-6623-3 — ISSN 0223-5056

Composé et édité par HarperCollins France.
Imprimé en janvier 2022 par CPI Black Print (Barcelone)
en utilisant 100% d'électricité renouvelable.
Dépôt légal : février 2022.

FSC www.fsc.org
MIXTE
Papier issu de sources responsables
FSC® C159065

Pour limiter l'empreinte environnementale de ses livres, HarperCollins France s'engage à n'utiliser que du papier fabriqué à partir de bois provenant de forêts gérées durablement et de manière responsable.

1.

Oliver Langley prit une profonde inspiration.

C'était un nouveau départ pour lui. Ce n'était pas la vie qu'il avait imaginée six mois plus tôt, avant que le monde ne bascule sur son axe et que tout soit bouleversé. Avant que son frère jumeau Rob ne parte travailler pour une organisation humanitaire dans une zone sismique et ne souffre d'un grave empoisonnement du sang qui avait détruit ses reins à la suite d'une simple appendicite.

Avant qu'Ollie ne donne un rein à son jumeau.

Avant que la fiancée d'Ollie ne rompe son engagement.

C'était sa faute, car il lui avait demandé de reporter la date du mariage.

— Tab, Rob est sous dialyse et ne peut pas être présent au mariage, et encore moins être mon témoin, avait-il plaidé, certain que sa fiancée verrait les choses de la même façon que lui.

Il était tout à fait logique de décaler le mariage à une date ultérieure à la transplantation, pour que Rob et lui aient le temps de se remettre de l'opération et que toute la famille d'Ollie soit là pour partager cette journée. Avec un peu de chance, ils seraient tous deux bien rétablis en août et la fête pourrait avoir lieu à la fin de l'été.

Tab avait réfléchi quelques instants, puis avait secoué la tête avant de jeter :

— Non.

— Tab, je sais que ce sera un peu compliqué de tout modifier, mais je ferai tout ce que je peux pour t'aider.

— Ce n'est pas ce que je veux dire, Ollie.

Il l'avait regardée sans comprendre.

— Alors qu'est-ce que tu veux dire ?

— J'y pense depuis un moment. Nous devrions annuler ce mariage, Oliver.

— Arrêter ? Pourquoi ? Tu as rencontré quelqu'un d'autre ?

— Non. Ce n'est pas toi. C'est moi.

Ce qui voulait dire que le problème, *c'était lui*, et qu'elle essayait de le ménager.

— Tab, quel que soit le problème, on peut trouver une solution. Quoi que j'aie fait pour te contrarier, j'en suis désolé, je…

Il était désemparé. Il l'aimait. Il voulait l'épouser, fonder une famille avec elle. Il pensait qu'elle ressentait et souhaitait la même chose que lui, mais manifestement il se trompait.

Les larmes aux yeux, elle avait répété :

— Ce n'est pas toi, c'est moi. Tu as donné un rein à Rob, et c'était une évidence. C'est ton frère et tu l'aimes. N'importe qui aurait fait la même chose, à ta place…

— Mais… ? dit-il à sa place.

— Et si quelque chose se passait mal ? Si *tu* tombais malade, que ton rein ne fonctionnait plus et que tu devais être placé sous dialyse ? Et si tu mourais faute de donneur compatible ?

— Ça n'arrivera pas, Tab…

Il avait tenté de la prendre dans ses bras pour la rassurer, mais elle s'était dérobée.

— Écoute-moi, Ollie. Je ne peux pas faire ça.

— Pourquoi ?

— Tu sais comment ça s'est passé avec mon père.

— Oui.

Le père de Tabby souffrait du syndrome de fatigue chronique. Cela faisait des années qu'il était trop malade pour faire quoi que ce soit.

— Maman a respecté ses vœux de mariage – pour le meilleur et pour le pire. Je ne m'en rendais pas compte quand j'étais plus jeune, mais elle se tuait au travail pour subvenir aux besoins de la famille, tout en s'occupant de mon père. Évidemment, quand mon frère et moi avons grandi et réalisé à quel point papa était malade, nous avons fait tout ce que nous pouvions pour l'aider. Mais ma mère a sacrifié sa vie pour sa famille, et je ne *me sens pas capable* de faire ça pour toi.

Il avait froncé les sourcils.

— Mais je ne suis pas malade, Tab. J'aurai besoin d'un peu de temps pour me remettre de la greffe, mais ça va aller. Tout reviendra à la normale assez vite.

Tabby avait secoué la tête.

— Mais tu ne peux pas me promettre que tu iras toujours bien, Ollie. Je suis désolée, je ne peux pas t'épouser. Je sais que c'est égoïste et que c'est injuste, mais je crois que… je ne t'aime pas assez pour prendre ce risque.

Elle avait retiré sa bague de fiançailles et la lui avait rendue.

— Tab, tu as peur, c'est tout, mais ça va aller, on va s'en sortir, avait-il dit.

Hélas, il avait échoué à la faire changer d'avis.

Par la suite, elle l'avait contacté pour leur souhaiter bonne chance pour la transplantation, à lui et à Rob, mais elle avait été claire sur le fait qu'elle ne voulait pas qu'il revienne. Elle avait même insisté pour annuler elle-même tous les préparatifs du mariage.

Après quelques semaines passées à ressasser sa rupture, Ollie s'était rendu compte qu'il avait besoin de s'éloigner de Londres. Il avait donc pris un congé sabbatique de six mois du cabinet de Camden où il était associé, avait prêté son appartement à un ami et était retourné rejoindre son frère et ses parents en Northumbrie. Le ciel, les collines et la verdure lui avaient permis de respirer, loin de l'agitation londonienne, et de réfléchir à ce qu'il voulait faire de sa vie.

Cependant, ce congé forcé après la transplantation lui avait donné la bougeotte. Bien qu'il comprît parfaitement pourquoi leur mère voulait s'occuper de Rob et de lui, Ollie avait besoin de son propre espace et la promiscuité le rendait fou. Reprendre le travail qu'il aimait l'aiderait à retrouver son équilibre et à oublier ses fiançailles rompues.

Aussi avait-il postulé pour un remplacement de trois mois dans un cabinet d'Ashermouth Bay qui devait l'amener presque jusqu'à la fin de son congé sabbatique. Une fois embauché, il avait trouvé une location de courte durée et s'était installé dans une ancienne maison de pêcheurs, près du port, à quelques pas de son travail.

Aujourd'hui, c'était son premier jour, et il s'arrêta pour détailler le bâtiment de briques rouges doté d'un toit en tuiles. Il y avait des géraniums aux fenêtres, et de grands plants de lavande autour de la porte d'entrée. L'endroit semblait lumineux et accueillant, et il fut surpris de découvrir son propre nom sur la plaque, sous celui d'Aadya Devi, la généraliste qu'il remplaçait pendant son congé maternité. Il se sentit soudain le bienvenu, comme s'il faisait déjà partie de l'équipe, et il apprécia beaucoup ce geste.

Prenant une profonde inspiration, il poussa la porte et s'avança vers la réception, où une jeune femme discutait avec une infirmière. Toutes deux lui tournaient le dos, et aucune ne l'avait entendu entrer.

— Le Dr Langley commence ce matin, dit la réceptionniste.

— Ah oui, le nouveau ! répondit l'infirmière d'un air satisfait. Caroline m'a demandé de l'aider à s'installer, car elle est absente cette semaine.

Caroline était l'associée principale du cabinet, une généraliste d'une cinquantaine d'années, à l'approche directe et au rire facile. Ollie l'avait beaucoup appréciée lors de l'entretien.

— Enfin de la chair fraîche ! ajouta l'infirmière.

La réceptionniste éclata de rire.

— Évidemment, tu as déjà pensé à ça, Gem !

Ollie, qui s'apprêtait à les saluer, resta bouche bée.

De la chair fraîche ?

Puis il se ressaisit : il fallait mettre les choses au clair très vite.

Il toussa bruyamment.

— Bonjour !

La réceptionniste se retourna et lui sourit.

— Oh ! Bonjour… Nous ne sommes pas encore ouverts, mais je peux vous aider ?

— Je suis Oliver Langley.

La jeune femme rougit en comprenant qu'il avait surpris leur conversation. Et il y avait de quoi être embarrassé, en fait !

Elle se présenta.

— Je suis Maddie Jones, l'hôtesse d'accueil, dit-elle. Bienvenue au cabinet. Puis-je vous offrir une tasse de café, docteur Langley ?

— Merci, répondit-il froidement.

L'infirmière se retourna à son tour.

— Bonjour, docteur Langley. Enchantée de vous rencontrer, dit-elle avec un sourire. Je suis Gemma Baxter, l'une des infirmières du cabinet. Caroline m'a demandé de m'occuper de vous cette semaine, car elle est en vacances.

— C'est gentil de votre part, rétorqua-t-il d'un ton neutre, mais je ne crois pas que cela soit nécessaire.

— Très bien. Mais laissez-moi au moins vous montrer où se trouve chaque pièce du cabinet, et appelez-moi Gemma, je vous en prie, répondit-elle en contournant le comptoir d'accueil pour le rejoindre.

Elle désigna une pièce adjacente.

— Voici la salle d'attente. Les salles réservées aux infirmières et aux aides-soignantes se trouvent du côté gauche de ce couloir, et celles destinées aux médecins, du côté droit. La pharmacie se trouve derrière ces doubles portes, et les toilettes des patients, tout au fond.

Elle lui montra ensuite la salle de repos, puis la cuisine, dont elle lui expliqua le fonctionnement.

— Nous mettons tous un peu de monnaie dans la cagnotte chaque semaine et Maddie achète du thé, du café, des biscuits. Si vous voulez quelque chose de spécial, c'est à elle qu'il faut le demander.

Elle lui sourit.

— Je dois vous laisser, car il faut que je m'occupe des rendez-vous du jour. Votre bureau est le troisième à droite, et vous verrez votre nom sur la porte.

— Merci pour cette visite, dit-il poliment.

— Je viendrai vous chercher à l'heure du déjeuner, reprit Gemma. Comme c'est votre premier jour, je vous invite !

Il n'eut pas le temps de lui dire qu'il s'occuperait lui-même de son déjeuner, car déjà elle s'était éloignée.

Ollie se prépara un café, puis se dirigea vers son cabinet de consultation. C'était un espace lumineux et aéré, avec au mur une aquarelle représentant un château qui surplombait la mer. Un bureau, deux chaises pour les patients et un ordinateur… Tout était bien rangé, fonctionnel, mais un peu froid.

Il vérifia sur son téléphone le nom d'utilisateur et le mot de passe que l'administrateur du cabinet lui avait envoyés la semaine précédente, puis s'assit devant son ordinateur. Ensuite, il mit une alarme sur son téléphone pour lui rappeler l'heure du triage téléphonique et examina les comptes rendus de sortie et les demandes d'hospitalisation rédigés par celle qui l'avait précédé.

Gemma savait qu'elle portait un jugement un peu rapide, mais Oliver Langley lui avait semblé plus que réservé. Il n'avait pas répondu à son sourire, et s'était même montré franchement froid quand elle avait proposé de lui faire visiter les lieux. Elle espérait qu'il serait un peu plus chaleureux avec leurs patients. Quand on était inquiet pour sa santé, la dernière chose dont on avait besoin était un médecin qui se montre arrogant.

En revanche, il était magnifique : grand, avec des cheveux noirs et des yeux bleus, il lui rappelait un peu Hugh Grant. Mais, quand on était médecin, l'apparence n'avait pas d'importance ; ce qui comptait, c'était la façon dont on se comportait avec les gens. Or Oliver Langley lui avait paru très indépendant. S'il correspondait au profil recherché par Caroline, ainsi que celle-ci l'avait affirmé, Gemma se demandait comment étaient les autres candidats. Des robots, peut-être ?

Avec un peu de chance, elle parviendrait à le dérider pendant le déjeuner. Elle avait l'intention d'obtenir un sourire sincère de sa part, dût-elle pour cela épuiser tout son stock de mauvaises blagues.

Elle avala une gorgée du café qu'elle avait préparé un peu plus tôt et vérifia le planning pour déterminer quels patients devaient être suivis en urgence. Puis elle commença son service de triage téléphonique.

C'était une organisation que le cabinet avait adoptée depuis le début de la crise de la Covid-19. Elle était plus efficace pour traiter les maladies mineures et donner des conseils sur la toux, les rhumes et les petites fièvres. Selon Gemma, cependant, le langage corporel d'un patient était souvent très révélateur et incitait les soignants à poser des questions pour découvrir ce qui le préoccupait vraiment. Cet aspect n'était pas pris en compte lors du triage téléphonique, hélas obligatoire depuis la pandémie. Tenter de diagnostiquer une éruption cutanée ou déterminer si une plaie était devenue septique à partir d'une photographie floue prise sur un téléphone était pratiquement impossible.

Gemma parcourut la liste de triage jusqu'à ce qu'il soit temps de commencer la vaccination. Même si la piqûre faisait pleurer les jeunes enfants, cela lui donnait aussi l'occasion de les câliner pour les réconforter. Sans vouloir l'admettre, Gemma avait envie de devenir mère, et son horloge biologique se réveillait toujours au contact des bébés.

Cela faisait douze ans qu'elle avait perdu sa petite sœur, qu'elle avait perdu aussi sa famille car ses parents s'étaient retirés du monde, incapables de faire leur deuil. Dans les mois qui avaient suivi le drame, Gemma avait ressenti un tel besoin de se sentir aimée et de combler le vide laissé par la disparition de Sarah qu'elle avait choisi le pire des moyens pour y parvenir : la séduction. Après plusieurs déconvenues, cependant, elle avait cessé de faire des conquêtes et était tombée dans l'excès inverse, ne se laissant pas approcher et fuyant les rencontres.

Cela faisait six mois qu'elle n'avait pas eu de rendez-vous galant, ni de relation suivie. Et les personnes les plus proches d'elle étaient Claire, sa meilleure amie, et Scarlett, sa fille, dont elle était la marraine. Toutes les deux lui tenaient lieu de famille et elle leur en était reconnaissante, ce qui ne l'empêchait pas de regretter de n'avoir pas réussi à fonder une famille à elle.

Elle se secoua. C'était ridicule ! Pourquoi pensait-elle à ça maintenant ?

Peut-être parce qu'Oliver Langley était précisément le genre d'homme sur lequel elle aurait jeté son dévolu, quelque temps plus tôt : grand, brun, avec des yeux bleus magnifiques, il était très séduisant. Mais sa froideur à son égard l'avait déstabilisée.

C'était son problème à elle, pas le sien, et elle n'avait pas le temps de s'en préoccuper maintenant ! se dit-elle avant de s'avancer dans le couloir pour appeler son premier patient.

2.

— J'appréhendais ce rendez-vous. Je déteste vraiment les piqûres ! avoua Fenella Nichols en s'asseyant face à Gemma, son bébé sur les genoux.

Gemma aurait pu le deviner, car le bébé, ayant perçu le stress de sa mère, commençait à s'agiter.

— C'est le cas de beaucoup de gens, dit-elle en souriant. Mais vous avez raison d'amener Laura ici pour la protéger. La méningite est une maladie dangereuse, tout comme les oreillons, la rougeole et la rubéole. Ne vous inquiétez pas, elle ne sentira presque rien.

Elle caressa la joue du bébé.

— Bonjour, ma belle. Tu me fais un sourire ?

Le bébé gazouilla en guise de réponse.

— Vous avez son carnet de santé ?

— Oui, dit Fenella en le posant sur le bureau. Mon mari pense qu'elle a un léger retard de croissance. Je sais qu'elle est un peu petite, mais je croyais que c'était parce qu'elle tenait de moi.

Fenella était mince et mesurait environ un mètre cinquante.

— Vous avez probablement raison. Je vais la mesurer et regarder le tableau des centiles, proposa Gemma. En tout cas, elle commence à bavarder…

— « Papa », « chien » et « canard » sont ses mots préférés, dit Fenella avec un sourire. Et elle grimpe sur les meubles.

— Elle ne devrait pas tarder à marcher, alors… Pour l'instant, il n'y a pas de quoi s'inquiéter.

Gemma prit un livre d'images sur son bureau, l'ouvrit et le tint devant la fillette.

— Tu me montres le canard, Laura ?

Le bébé gazouilla et montra l'image d'un canard.

— S'il vous plaît, Fenella, pouvez-vous demander à Laura de trouver l'agneau ?

Une fois la maman et le bébé distraits, Gemma prépara sans mal la cuisse de Laura pour la vaccination et la piqua. L'enfant cria aussitôt, mais s'arrêta tout aussi vite, sollicitée par sa mère, qui lui montrait un autre dessin.

— Regarde, un chien !

— Parfait, dit Gemma. Il y aura peut-être une légère rougeur autour du point d'injection, mais elle disparaîtra dans quelques jours. Il arrive qu'après le vaccin contre la méningite les bébés aient un peu de fièvre, mais je vais vous prescrire du paracétamol en sirop. Assurez-vous de lui donner beaucoup à boire et, si elle a un peu chaud, ne la couvrez pas trop.

— Très bien. Merci, Gemma.

Gemma pesa et mesura le bébé, notant les chiffres et les détails de la vaccination dans le carnet de santé.

— Laura suit la même courbe de croissance depuis sa naissance, sans rupture visible, et c'est très bien. Y a-t-il quelque chose qui vous préoccupe et dont vous aimeriez discuter ?

— Non, répondit Fenella, mais je pense que je vais demander à mon mari de l'amener pour les prochaines injections.

Gemma sourit.

— Bonne idée…

Son patient suivant était un peu plus âgé, et pour le distraire elle chanta avec lui *Ah ! Les crocodiles*, qu'elle connaissait par cœur.

C'était l'un des aspects du travail que Gemma préférait : les échanges avec ses jeunes patients. Si elle n'avait pas décidé de s'orienter vers la médecine générale, elle aurait certainement choisi la pédiatrie.

À la fin du rendez-vous, elle donna un autocollant à sa petite patiente pour la récompenser de son courage. Comme c'étaient les vacances scolaires, elle reçut également deux adolescents qui n'avaient pas été vaccinés contre la méningite et devaient rattraper leur retard.

— Alors, tu vas entrer à l'université dans quelques mois ? demanda-t-elle à sa seconde patiente.

— *Si* j'ai d'assez bonnes notes, répondit Millie. Je redoute le jour des résultats.

— Je te comprends. Je me souviens encore de mon bac. Souviens-toi juste qu'il y a toujours un plan B, dit Gemma. Même si tu n'obtiens pas ton premier choix, tu auras toujours la possibilité de faire ce que tu aimes.

— Oui, mais maman s'inquiète, répondit l'adolescente.

— Comme toutes les mamans, conclut Gemma avant de prendre congé de Millie.

Ses rendez-vous terminés, elle tria ses papiers, vérifia sur l'application du cabinet qu'Oliver était libre, lui aussi, puis alla frapper à sa porte.

— C'est l'heure du déjeuner ! lança-t-elle en lui adressant son sourire le plus chaleureux dans l'espoir de le dégeler un peu.

Il leva les yeux de son bureau pour répondre :

— Je vous assure, ce n'est pas nécessaire.

Pourquoi persistait-il à refuser ce geste de convivialité ? Il n'était peut-être ici que temporairement, mais pendant ces trois mois il allait faire partie de l'équipe. Refuser de faire connaissance avec ses collègues n'était pas une bonne idée.

— Si, au contraire, rétorqua-t-elle. Vous venez d'arriver dans le village et c'est votre premier jour au cabinet. J'ai pensé que nous pourrions déjeuner près des falaises – la boulangerie du quartier fait les meilleurs sandwichs du monde et… aucun refus ne sera toléré !

— Merci, marmonna-t-il d'un ton méfiant.

— Parfait ! Il y a cinq minutes de marche d'ici à la boulangerie, et cinq minutes encore jusqu'aux falaises.

Il la suivit en silence jusqu'à la porte. Qu'à cela ne tienne ! songea-t-elle, elle allait engager la conversation.

— Par souci de transparence, je dois vous avouer que la boulangerie appartient à ma meilleure amie, mais je maintiens ce que j'ai dit : Claire fait un pain délicieux et ses brownies sont à tomber. Vous aimez les gâteaux ?

Il plissa le nez.

— Pas vraiment.

Il ne lui achèterait donc pas de pâtisseries lors de sa vente habituelle du vendredi matin, songea-t-elle, déçue.

— On dirait que nous sommes les parfaits opposés, alors, dit-elle d'un ton léger, car je pense que ce sont les gâteaux qui font tourner le monde.

Était-elle paranoïaque, ou la regardait-il comme si elle était une extraterrestre ? Si elle n'avait pas promis à Caroline de s'occuper de lui, elle l'aurait planté là !

Une fois qu'ils eurent choisi leurs sandwichs et commandé un expresso, elle ajouta à leur commande un gâteau au citron et aux framboises ainsi qu'un muffin salé.

Oliver prit le sac contenant leur déjeuner, puis, une fois sur le chemin escarpé qui menait aux falaises, ne décrocha pas un mot.

Était-il timide ? Il était peut-être plus à l'aise avec ses patients qu'avec ses collègues, mais, pour éviter les tensions au cabinet, elle allait devoir le persuader de se montrer plus souple.

Quand ils arrivèrent au sommet de la falaise, Gemma prit une couverture de pique-nique dans son sac à dos et l'étala sur l'herbe avec brio.

— Asseyez-vous…

— Vous avez toujours une couverture de pique-nique avec vous ? demanda-t-il, l'air surpris.

Elle acquiesça.

— S'il ne pleut pas, je monte déjeuner ici. La vue est magnifique.

— C'est vrai, dit-il en regardant la plage, en contrebas.

— C'est le meilleur endroit que je connaisse pour se vider la tête et se préparer à affronter le reste de la journée.

Il prit place à côté d'elle, ouvrit le sac en papier et lui tendit un café et un sandwich.

— Merci pour le déjeuner.

— Je vous en prie. Alors comment s'est passée cette première matinée ?

— Bien.

Elle prit une profonde inspiration.

— Vous savez, j'essaye juste d'être aimable et d'accueillir gentiment un nouveau collègue. Si je vous ai paru trop insistante ou familière, je m'en excuse.

Comme il la regardait de nouveau comme une extraterrestre, elle soupira intérieurement. Que faire pour établir une relation cordiale avec ce nouveau collègue ?

— Maintenant que je sais que vous n'aimez pas les gâteaux, reprit-elle d'un ton léger, je n'essayerai pas de vous en vendre lors de ma collecte du vendredi.

— De quelle collecte s'agit-il ?

— Avant la crise sanitaire, je tenais un stand de gâteaux dans la salle d'attente tous les vendredis matin afin de récolter des fonds pour soutenir l'unité de cardiologie locale. Je vendais des pâtisseries aux patients, au personnel, à tous ceux qui passaient au cabinet. Caroline m'a donné le feu vert pour reprendre, mais nous n'avons pas encore retrouvé le taux de fréquentation d'avant.

Elle haussa les épaules.

— Enfin, c'est toujours mieux que rien ! J'organise aussi

une grande collecte de fonds tous les trois ou quatre mois. Mon saut en parachute du printemps a dû être reporté à cause du mauvais temps, alors je le ferai le mois prochain. Il n'y a aucune obligation de me parrainer mais, si vous voulez le faire, je vous en serai très reconnaissante. Je collecte des fonds depuis environ dix ans, alors je pense que tout le monde au cabinet a assez donné, maintenant – et, pour être honnête, les habitants du village aussi. Il nous faut de nouveaux donateurs, de la chair fraîche !

Ollie réfléchit un instant, puis, soudain, il comprit.

— C'est pour ça que vous avez parlé de chair fraîche à Maddie, ce matin, quand je suis arrivé ?

Elle le regarda d'un air horrifié.

— Oh ! non ! Oui, j'ai dit ça, mais pas dans le sens que vous avez imaginé. Je suis vraiment désolée. Vous avez cru que j'étais une sorte de mangeuse d'hommes qui voulait vous draguer ?

Sa réponse devait se lire sur son visage, car elle poursuivit :

— Croyez-moi, cela n'est pas du tout mon genre ! Pas étonnant que vous ayez été si réservé avec moi, pensant que j'allais vous sauter dessus ! Quelle horrible façon de vous accueillir au cabinet !

Gemma semblait sincèrement consternée. Elle lui tendait une branche d'olivier, et il devait la saisir.

— Je pense que nous sommes partis du mauvais pied, dit-il enfin. Recommençons. Je suis Oliver Langley et je suis le remplaçant d'Aadya Devi pour les trois prochains mois…

Il lui tendit la main, et elle la saisit.

— Gemma Baxter, infirmière praticienne. Bienvenue au cabinet d'Ashermouth Bay, docteur Langley !

Lui serrer la main était une erreur, Ollie le comprit tout de suite. Il avait des fourmis dans les doigts et l'adrénaline déferla dans ses veines, faisant battre son cœur à tout rompre. Il ne se souvenait pas de la dernière fois qu'il avait été aussi troublé par quelqu'un.

— Merci, murmura-t-il, sans croiser son regard.

— Caroline a dit que vous étiez de Londres. Qu'est-ce qui vous a décidé à venir dans le Northumberland ?

Il était venu ici pour échapper aux conséquences de ses mauvais choix. Pour se cacher et panser ses plaies. Pour pouvoir donner un rein à son jumeau. Mais pas question de lui révéler tout cela, aussi expliqua-t-il :

— Mes parents ont déménagé ici il y a dix ans. Mon père a développé une insuffisance cardiaque, et ma mère voulait qu'il prenne une retraite anticipée et mène une vie plus tranquille. Ils passent donc leurs journées à jardiner et à sortir déjeuner.

— C'est un bon programme, dit-elle. Et ils doivent être ravis de vous savoir aussi proche.

Son jumeau aussi, mais Ollie n'était pas encore prêt à lui parler de Rob.

— Et vous ? demanda-t-il. Vous êtes de la région ?

— Oui. J'ai grandi à Ashermouth Bay. J'ai fait mes études à Liverpool, mais je savais que je voulais revenir travailler ici. Heureusement, lorsque j'ai obtenu mon diplôme, l'une des infirmières du cabinet a pris sa retraite. J'ai donc eu la possibilité d'être embauchée au cabinet pour suivre mon stage d'application.

— Alors votre famille vit ici ?

Une ombre passa sur son visage, puis elle dit :

— Pas très loin.

— Avez-vous toujours voulu travailler en médecine générale plutôt qu'à l'hôpital ?

Elle acquiesça.

— J'aime l'idée de connaître vraiment mes patients, de les voir grandir et de m'occuper de toute leur famille. De faire partie d'une communauté. Dans un hôpital, on peut s'occuper de quelqu'un pendant quelques jours ou quelques semaines, mais ce n'est pas pareil. Et vous, pourquoi avoir choisi d'être médecin généraliste ?

— J'ai failli faire de l'obstétrique. J'ai suivi une formation à Londres, et j'adorais ça. Mais ensuite, quand on a diagnostiqué une insuffisance cardiaque à mon père, j'ai changé d'avis.

— Vous n'avez pas été tenté de vous spécialiser en cardiologie ?

Il secoua la tête.

— Non, mais j'ai réalisé que je voulais apprendre à détecter un problème avant que le patient ne commence vraiment à en souffrir. C'est le rôle d'un généraliste.

— En effet, dit-elle.

Il mordit dans son sandwich.

— Vous aviez raison. Ce pain est aussi bon que celui qu'on trouve dans les brasseries chics de Londres.

— Attendez de goûter le muffin ! Je sais que vous n'aimez pas les gâteaux, mais celui-ci est salé.

Elle fouilla dans le sac de papier brun et en sortit un muffin emballé.

— Votre mission, si vous l'acceptez, est de me dire ce qu'il y a dans ce muffin.

Il aimait la lueur légèrement taquine qu'elle avait dans les yeux. Et, à sa grande surprise, il se rendit compte qu'en fait il l'aimait bien, *elle*.

— Alors ? demanda-t-elle.

— Je dirais… épices et fromage.

Elle lui jeta un regard moqueur.

— C'est beaucoup trop général.

— N'oubliez pas que je suis généraliste, fit-il remarquer.

Elle rit, et, l'espace d'un instant béni, il fixa sa bouche, sous le charme.

Il ne s'attendait vraiment pas à ça.

Cela faisait presque quatre mois qu'il était séparé de Tabby. Même s'il savait qu'il devait tourner la page, il ne regardait pas les femmes… jusqu'à aujourd'hui. Or il n'était pas sûr d'être prêt pour ça en ce moment.

Il avait besoin de faire machine arrière, et vite – avant de dire quelque chose de stupide !

Il décida de revenir à un sujet neutre.

— Parlez-moi d'Ashermouth Bay, suggéra-t-il alors.

— Que voulez-vous savoir ? Les endroits à visiter, ou l'histoire de la ville ?

— Un peu des deux.

— Ashermouth Bay était un village de pêcheurs, mais les choses changent, et maintenant la ville dépend plus du tourisme que de la pêche. Mais vous pouvez toujours faire une excursion en bateau pour voir les macareux sur les îles, au large. Avec un peu de chance, vous verrez aussi des dauphins et des marsouins. Il y a une colonie de phoques à proximité, et ils ont tendance à venir dans la baie pour mettre bas. Or c'est justement la saison. Si vous aimez marcher, vous pouvez emprunter le chemin côtier à marée basse et aller jusqu'au château. Vous verrez une épave en chemin.

— C'est exactement ce que j'aurais adoré faire quand j'étais enfant !

— Un groupe de passionnés d'histoire organise une fois par mois une « soirée des fantômes » dans le village, dit-elle, avec des histoires de contrebandiers et de pirates. Si les châteaux vous intéressent, sachez qu'il y en a beaucoup dans les environs – mais je suppose que, comme vos parents vivent près d'ici, vous les avez déjà visités.

— Ma mère adore visiter les jardins des châteaux, surtout, expliqua-t-il. Et je les accompagne souvent, elle et mon père.

— Si vous aimez le sport, il y a une équipe de cricket et une équipe de football au village, et aussi des cours de surf, de paddleboard, de kitesurf…

Ollie savait que son frère adorerait tous ces sports de glisse. D'eux eux, c'était lui le plus casse-cou. Rob travaillait dans un service d'urgences à Manchester, était membre de l'équipe locale de secours en montagne, pratiquait l'escalade pendant son temps libre et passait ses vacances à faire du volontariat pour une organisation humanitaire. Ollie adorait son frère, mais il n'était pas fait pour mener la même vie que lui.

— Les falaises et la plage, ça me va très bien, conclut-il.

Elle jeta un coup d'œil à sa montre.

— Il faut y aller, maintenant.

— Merci pour le déjeuner.

— Je vous en prie.

— Laissez-moi vous aider à plier la couverture.

Mais, lorsque ses doigts frôlèrent les siens, il sentit de nouveau une montée d'adrénaline.

C'était ridicule ! Ils étaient collègues. Il ne cherchait pas à avoir une liaison, et il aurait pu citer une douzaine de raisons pour lesquelles il devait s'interdire d'embrasser Gemma Baxter. Pourtant, il ne put s'empêcher de laisser errer son regard sur ses lèvres pleines, mourant d'envie d'y poser les siennes.

Il se secoua. Ils étaient collègues, rien de plus ! Et il allait s'efforcer de lui dire des banalités sur le chemin du retour, pour être sûr qu'elle ne devine pas les pensées qui lui traversaient l'esprit.

Une fois détendu, Oliver Langley s'était montré étonnamment sympathique, pensa Gemma. Peut-être qu'il avait raison et qu'ils étaient juste partis du mauvais pied. Caroline, pour sa part, semblait convaincue qu'il s'intégrerait bien dans l'équipe.

Quand Oliver lui avait finalement offert un vrai sourire, elle avait été surprise de voir son visage se transformer. L'étranger froid et austère s'était métamorphosé en un playboy sûr de lui et de son charme, et elle avait tout à coup senti son cœur s'emballer.

Elle ne pouvait pas se permettre d'être attirée par le remplaçant d'Aadya. Outre le fait qu'il pouvait déjà être engagé avec quelqu'un d'autre, elle n'était guère en mesure de nouer une relation. Même en faisant abstraction de cette année d'excès en tout genre et des deux années qui avaient suivi, pendant lesquelles elle n'avait fréquenté personne, sa vie amoureuse était un désert. Elle n'avait jamais réussi à nouer des relations durables, à rencontrer quelqu'un à qui elle se sentait liée, avec qui elle voulait vraiment partager sa vie.

La théorie de Claire, sa meilleure amie, était qu'elle avait si peur de dépendre de quelqu'un d'autre qu'elle s'enfuyait avant de s'attacher à quiconque, et surtout avant qu'on puisse s'attacher à elle.

Mais il ne s'agissait pas de dépendance, ni de refus de s'engager. C'était une question de confiance. Elle avait adoré sa petite sœur et ses parents, mais ces derniers s'étaient éloignés d'elle après la mort de Sarah, perdus dans leur chagrin, et Gemma n'avait jamais pu renouer avec eux depuis. Peut-être était-ce ce qui la retenait encore, même après avoir consulté un psychothérapeute : si elle aimait vraiment quelqu'un et se laissait apprivoiser, que se passerait-il si cela tournait mal, comme cela avait été le cas avec ses parents, et qu'il la quittait ?

Afin de limiter ce risque, elle avait choisi de n'avoir que de brèves liaisons. Et de s'assurer de quitter ses conquêtes avant qu'elles ne la quittent.

L'après-midi de Gemma fut très agité, chargé par les appels du centre de triage et les interventions chirurgicales. Après avoir fini de rédiger le compte rendu de son dernier patient, elle retira sa blouse et se rendit chez ses parents, comme elle le faisait une fois par mois. Elle ne les avait jamais abandonnés comme eux l'avaient abandonnée. Un jour, elle retrouverait vraiment sa famille, elle en avait la certitude. Elle devait juste trouver la clé pour déverrouiller leur cœur. En attendant, elle devrait se contenter de rares visites de courtoisie.

— Le remplaçant d'Aadya a commencé à travailler au cabinet aujourd'hui, dit-elle avec enthousiasme.

— Oh…, répondit sa mère.

— Il a l'air sympathique.

— C'est bien, déclara son père.

Le silence s'installa, puis s'étira jusqu'à ce que Gemma, excédée, demande :

— Voulez-vous que je fasse du thé ?

— Si tu veux, ma chérie, dit sa mère.

Elle remplit la bouilloire et alla chercher les tasses, ce qui lui donna cinq minutes de répit pour trouver de nouveaux sujets de conversation : ce que ses parents avaient fait dans le jardin, le chiot que Maddie adopterait dans quelques semaines, la somme qu'elle avait récoltée jusqu'à présent pour son saut en parachute… Mais elle devait lutter pour arracher quelques mots à ses parents, les seules personnes qu'elle connaissait qui répondaient toujours à une question par une autre question.

C'était très différent, chez la mère de Claire. Il n'y avait jamais de gêne ou de longs silences, et chacun disait ce qu'il avait sur le cœur. Yvonne la serrait toujours dans ses bras pour la saluer, lui demandait comment s'était passée sa journée et lui parlait des cours qu'elle donnait dans la boutique d'artisanat, à côté de la boulangerie de Claire. Gemma avait essayé de persuader sa propre mère d'y assister, pensant qu'elle pourrait apprécier la broderie ou le tricot, mais celle-ci avait toujours gentiment mais fermement décliné. Ses parents ne pouvaient pas supporter de revoir le village où ils vivaient à la mort de Sarah ; ils venaient une fois par mois pour déposer des fleurs sur la tombe de leur fille, au prix d'un immense effort.

Ils n'avaient jamais visité l'appartement de Gemma, par exemple. Elle savait que c'était parce qu'ils avaient du mal à faire face, mais elle ne pouvait s'empêcher d'y voir une forme de rejet.

Après avoir tenté en vain pendant une heure d'arracher quelques mots à ses parents, elle fit la vaisselle, les embrassa tous les deux et rentra chez elle. Trop déprimée pour dîner, et sachant qu'une promenade et le bruit de la mer lui remonteraient le moral, elle se dirigea vers la plage pour admirer les couleurs changeantes du ciel.

Un jour, elle percerait la carapace de douleur dans laquelle s'étaient recroquevillés ses parents. Alors elle aurait la confiance en elle nécessaire pour trouver quelqu'un avec qui partager sa vie – quelqu'un qui ne l'abandonnerait pas à la moindre difficulté – et oublierait sa solitude.

Mais pour l'instant elle devait se concentrer sur ce qu'elle avait : de bons amis, un travail qu'elle adorait, un joli cadre de vie où elle se sentait bien. Attendre davantage était sans doute déjà trop.

En arrivant chez lui, Ollie trouva une note sur sa porte d'entrée indiquant qu'un colis avait été livré à son voisin.

Lorsqu'il le récupéra, il n'eut pas besoin de regarder la carte qui l'accompagnait ; une seule personne pouvait lui envoyer un panier garni de très bon fromage, d'olives, de crackers à l'avoine et d'une bouteille de bon vin rouge. Mais il lut quand même la carte.

J'espère que ton premier jour s'est bien passé. Si ce n'est pas le cas, tu as la permission d'avaler tout le fromage. Sinon, tu ferais mieux de m'en garder pour jeudi soir ou tu auras de sérieux problèmes !

R.

Il appela aussitôt son jumeau.

— Merci pour le colis, Rob.

— Tout le plaisir est pour moi, répondit Rob, un sourire dans la voix. Je pense qu'un jour d'embauche méritait bien ça. Alors, comment ça s'est passé ?

— Pas mal, dit Ollie.

— Tes collègues sont tous sympas ?

— Oui, bien que je sois parti du mauvais pied avec l'infirmière, ce matin, avoua Ollie avant de raconter son arrivée au cabinet.

— Olls, je sais que Tabby t'a fait du mal, mais cela ne doit pas changer ta façon de réagir face à quelqu'un qui a deux chromosomes X, lui conseilla gentiment Rob.

— Je ne réagis pas du tout, justement. Je ne cherche pas à m'engager avec qui que ce soit. Cela fait seulement trois mois et demi que Tabby a annulé notre mariage et…

— Je ne te dis pas de te jeter sur la première femme qui croisera ton chemin ! Mais ne ferme pas la porte à une rencontre potentielle, c'est tout, ajouta Rob.

— Hum, grommela Ollie pour conclure, peu désireux d'argumenter avec son jumeau.

Cependant, il devait bien admettre que Gemma Baxter le troublait. Cette étincelle qui avait jailli entre eux sur la falaise, quand leurs mains s'étaient touchées, l'avait profondément surpris. Il avait pris ce remplacement de trois mois afin de se donner l'espace nécessaire pour se recentrer, se remettre les idées en place. Commencer une nouvelle relation n'était vraiment pas une bonne idée.

— Sois bienveillant avec toi-même, Olls. On se voit jeudi ! lança son frère avant de raccrocher.

3.

Le lendemain matin, quand Gemma entra dans la salle de repos, Oliver était déjà là.

— Bonjour. La bouilloire est chaude, dit-il. Je vous prépare quelque chose ?

— Un café, avec du lait et sans sucre, s'il vous plaît, répondit-elle.

Comme il lui adressait un de ces sourires qui faisaient grimper son pouls, elle se rappela brusquement qu'il était son nouveau collègue et donc intouchable. Oui, il était séduisant, mais cela ne signifiait pas qu'il fallait céder à l'élan qui la poussait vers lui.

Après ses appels de triage, ce matin-là, Gemma avait prévu de faire sa visite hebdomadaire à la maison de retraite, afin d'évaluer tous les cas qui préoccupaient le directeur et de vérifier le parcours de soins et les besoins de chaque résident. Son chemin ne croiserait plus celui d'Oliver ce jour-là, et elle s'en voulut d'en ressentir un certain dépit. *C'est ton collègue. Ni plus ni moins*, se rappela-t-elle une fois de plus.

Au moins, elle avait son cours d'aérobic du mardi avec Claire pour se changer les idées. Enfin, c'était ce qu'elle pensait…

— Ton déjeuner, hier, c'était sympa ? demanda son amie.

— Oui, j'ai fait connaissance avec mon nouveau collègue, le remplaçant d'Aadya, dit Gemma. Caroline m'avait demandé de l'aider à s'installer, c'est tout.

— Je t'ai vue rougir quand il t'a dit quelque chose, à la boulangerie, nota Claire. Et il a l'air d'être ton genre, je me trompe ?

Gemma lui sourit.

— Pour ce que j'en sais, il a déjà quelqu'un. Nous sommes collègues, c'est tout.

— En parlant de collègues, Andy en a un nouveau, lui aussi ! Il est célibataire, et a notre âge, révéla Claire. Peut-être que vous pourriez venir dîner tous les deux, ce week-end ?

Gemma prit son amie dans ses bras.

— Je t'adore, ma petite Claire, mais je n'ai vraiment pas besoin que tu me trouves un partenaire. Je suis bien comme ça, tu sais.

Pourtant, elles savaient toutes les deux que ce n'était pas tout à fait la vérité.

Le mercredi matin, la première patiente que reçut Gemma était Samantha, une femme âgée de quarante ans. Asthmatique et fumeuse, elle souffrait d'essoufflement et de toux persistants et devait subir une série de tests de spirométrie. Lors de son dernier rendez-vous, Samantha avait déclaré qu'elle pensait que sa toux était due à son tabagisme, mais elle avait également admis qu'elle avait de plus en plus d'infections pulmonaires au cours de l'hiver et avait noté une respiration sifflante lorsqu'elle montait une côte, par exemple. Gemma voulait donc vérifier si une autre affection pulmonaire, comme l'asthme ou la BPCO, n'aggravait pas son état.

— Cela va nous permettre de trouver la cause de vos problèmes de souffle, dit-elle, ensuite, nous pourrons vous donner le bon traitement. Je vais tester votre respiration à l'aide d'un spiromètre pour obtenir une valeur de référence, puis vous administrer un médicament contre l'asthme, vous faire asseoir dans la salle d'attente pendant qu'il agit, et refaire le test pour voir si cela change quelque chose.

— J'ai pensé à porter des vêtements amples et confortables, comme vous me l'aviez demandé, répondit la patiente. Je n'ai pas bu un seul verre de vin hier soir, et je n'ai pas fumé depuis vingt-quatre heures. C'était un vrai supplice ! La nuit dernière, j'ai eu très envie d'une petite cigarette, mais Marty ne m'a pas laissée faire.

— C'est bien, dit Gemma avec un sourire. Comment vont vos migraines ?

— Pas très bien, répondit Sam. Vous pensez que cela a un rapport avec mon essoufflement ?

— Sans doute, dit Gemma. Maintenant, je veux juste vérifier que rien d'autre ne puisse fausser les résultats.

Elle parcourut la liste avec Sam et, à son grand soulagement, ne trouva rien d'anormal.

— Super ! Nous sommes prêts à commencer. Vous êtes assise confortablement ?

Sam acquiesça.

— Voici comment il faut respirer dans le spiromètre, expliqua Gemma : on inspire pour bien remplir les poumons d'air en fermant les lèvres autour de l'embout et en soufflant très fort et très vite. Il faut le faire trois fois de suite, puis continuer à souffler jusqu'à ce que les poumons soient complètement vides. Je vais mettre une pince sur votre nez pour m'assurer que tout l'air entre dans l'embout lorsque vous expirez. D'accord ?

Sam hocha la tête et fit ce que Gemma demandait.

— Bravo, c'est génial ! Maintenant, j'aimerais que vous restiez assis dans la salle d'attente pendant environ vingt minutes pour que le médicament ait le temps d'ouvrir vos voies respiratoires ; ensuite, nous répéterons le test et nous comparerons les résultats.

— Ma bouche est un peu sèche, dit Sam.

— Vous pouvez boire un verre d'eau pendant que vous attendez, dit Gemma.

— Et une cigarette ? demanda Sam avec ironie.

Gemma leva les yeux au ciel et reçut son patient suivant pendant que le médicament de Sam faisait effet.

— Comment vous sentez-vous ? demanda-t-elle quand Sam revint dans la pièce. Est-ce que les produits vous aident à respirer ?

— Un peu, dit Sam.

— C'est bien.

Une fois que Sam eut effectué la deuxième série de tests, Gemma compara les deux séries de graphiques.

— J'aimerais d'abord les soumettre à l'un des médecins, si cela ne vous dérange pas, dit-elle.

— Bien sûr. Voulez-vous que je retourne dans la salle d'attente ?

— Non, vous pouvez patienter ici. Il sera là dans une minute.

Le tableau de service indiquait qu'Oliver était le médecin de garde ce matin-là. Gemma lui envoya une note via le système de messagerie du cabinet.

Avant votre prochaine consultation, pourrions-nous échanger quelques mots à propos d'une de mes patientes ? J'ai fait une spirométrie, mais elle ne répond pas aussi bien que je l'espérais aux broncho-dilatateurs. Je pense qu'il s'agit d'une BPCO, mais j'aimerais avoir un deuxième avis.

Quelques secondes plus tard, un message apparut.

Bon timing, je viens de terminer une consultation. J'arrive !

Gemma lui ouvrit la porte quand il frappa.

— Sam, voici le Dr Langley, qui travaille ici pendant le congé de maternité du Dr Devi, dit-elle. Docteur Langley, voici Sam…

Elle fit un rapide résumé des antécédents de Sam.

— Ravi de vous rencontrer, Sam, dit Oliver. Je peux regarder les graphiques ?

Gemma les lui tendit et il les examina rapidement.

— Je suis d'accord avec vous, déclara-t-il.

— Sam, voici à quoi ressemble un schéma respiratoire normal pour une femme de votre taille et de votre âge, dit Gemma en désignant à Sam une courbe sur son ordinateur. Et voici le vôtre.

— Donc je n'expire pas assez d'air, remarqua Sam.

— Au lieu d'expulser la majeure partie de l'air de vos poumons dans la première seconde, la courbe est moins prononcée, expliqua Oliver. C'est ce que nous appelons un schéma obstructif. Cela signifie que vos voies respiratoires sont rétrécies, de sorte que l'air s'échappe plus lentement qu'il le devrait.

— J'espérais que le médicament ouvrirait vos voies respiratoires et que votre profil correspondrait à celui d'une personne exempte de problème pulmonaire, ce qui m'aurait permis de diagnostiquer un asthme, déclara Gemma, mais malheureusement ce n'est pas le cas. Je vais donc vous faire passer une radiographie pulmonaire et prescrire des analyses de sang pour vérifier que vous n'êtes pas anémique.

Sam blêmit.

— Radio du thorax ? Êtes-vous en train de me dire que vous pensez que j'ai un cancer du poumon ?

— Je suis juste minutieuse et j'élimine des hypothèses, dit Gemma. D'après ce graphique, je pense que vous souffrez d'une maladie pulmonaire obstructive chronique, ou MPOC.

— Je suis d'accord, déclara Oliver. « Chronique » signifie qu'il s'agit d'une maladie à long terme qui ne disparaîtra pas, « obstructive » signifie que vos voies respiratoires sont rétrécies et qu'il vous est donc plus difficile d'expirer rapidement car l'air reste coincé dans votre poitrine, ce qui affecte vos poumons.

Sam fit la grimace.

— Et c'est à cause de la cigarette ?

— Nous ne vous jugeons pas, mais oui. Neuf cas de MPOC sur dix sont causés par le tabagisme, répondit Gemma.

— Mais la maladie peut aussi être héréditaire, précisa Oliver. Et, si vous travaillez dans un endroit où vous êtes exposé à beaucoup de poussière, de fumées ou de produits chimiques, cela peut y contribuer.

— Personne d'autre dans ma famille n'est essoufflé, et je travaille dans une jardinerie. Donc ça doit être la cigarette, dit Sam avec un soupir. Je sais que je ne devrais pas le faire. Mais j'ai commencé à fumer à quinze ans, parce que tous mes amis le faisaient et que je ne voulais pas être exclue. Et puis c'est devenu une habitude. Ça m'aide dans les moments difficiles. J'ai essayé d'arrêter une ou deux fois, et j'y suis parvenue quand j'étais enceinte parce que je ne voulais pas nuire à mon bébé, mais j'ai vite repris et je n'ai jamais réussi à m'arrêter à nouveau.

Elle secoua la tête et grimaça.

— C'est trop dur.

— La MPCO n'est pas une maladie que l'on ne peut pas guérir, déclara Gemma, mais la meilleure façon d'empêcher qu'elle ne s'aggrave est d'arrêter de fumer.

— Nous pouvons vous aider, dit Oliver, grâce à des patchs et des sprays, par exemple. Et vous avez trois fois plus de chances de réussir avec notre soutien que seule.

— Nous pouvons également vous orienter vers un programme de réadaptation pulmonaire, ajouta Gemma. Il s'agit d'un cours de six semaines avec d'autres personnes souffrant de la même pathologie que vous. Vous apprendrez des exercices facilitant votre respiration, mais le formateur pourra vous enseigner comment gérer le stress et mieux vivre votre maladie.

— Ça a l'air intéressant, dit Sam.

Gemma sourit à sa patiente.

— Nous demandons à tous nos patients qui souffrent d'asthme ou de maladies pulmonaires de se faire vacciner contre la grippe chaque année, car ils sont plus vulnérables et susceptibles de développer des complications.

— Et il existe un vaccin unique contre le pneumocoque qui vous protégera contre la pneumonie, ajouta Oliver. Je sais que cela fait beaucoup de choses à assimiler, et que cela semble effrayant, mais nous pouvons vous aider.

— Vous pourrez vous inscrire à un cours de réadaptation pulmonaire à un moment qui vous convient, dit Gemma, et je vous adresserai à un conseiller qui vous aidera à arrêter de fumer. De plus, vous aurez des rendez-vous réguliers avec moi pour faire le point, vérifier que vos symptômes sont sous contrôle et que vous ne souffrez pas d'effets secondaires dus aux médicaments.

— Merci, dit Sam. Et j'essayerai vraiment d'arrêter de fumer. Vraiment, je le ferai.

— Vous n'êtes pas seule, affirma Oliver. C'est l'essentiel. Nous sommes là pour vous aider.

Une fois que Sam et Oliver eurent quitté la salle de consultation, Gemma prit une gorgée d'eau. Maintenant qu'elle avait vu Oliver Langley travailler, elle comprenait pourquoi le chef du cabinet lui avait offert le poste. Il était bienveillant, d'un grand soutien et très clair sans être condescendant. Il n'avait pas jugé Sam pour sa tabagie et il était à mille lieues de l'homme froid et légèrement hautain qu'elle avait rencontré pour la première fois le lundi matin. La façon dont il s'était comporté avec elle lui avait donné l'impression qu'ils travaillaient ensemble depuis des années, alors qu'aujourd'hui n'était que son troisième jour dans l'équipe.

Pourtant, Oliver restait un étranger pour elle, et elle

devait à tout prix se raisonner et tenter de calmer son cœur, qui battait comme un fou chaque fois qu'il souriait.

Elle lui envoya un mot pour le remercier via le système de messagerie du cabinet, après avoir rédigé les notes et avant de voir son prochain patient.

« De rien », répondit-il simplement. Plus elle apprenait à connaître Oliver Langley, plus elle l'appréciait… en tant que collègue, se rappela-t-elle avant de recevoir son prochain patient.

Au moment où elle prenait congé de lui, un nouveau message apparut sur l'écran de son ordinateur.

> Êtes-vous occupée pour le déjeuner, ou pouvons-nous nous retrouver pour un sandwich sur la falaise ?

Elle répondit au bout de quelques instants.

> Un sandwich me tente bien. Merci. Je rédige quelques notes et je vous rejoins.

C'était fou.

Ollie savait qu'il n'aurait pas dû être impatient de déjeuner avec Gemma. Mais il l'était. Il avait aimé la façon dont elle s'était comportée avec sa patiente ce matin – calme, compétente et rassurante. Et le fait qu'elle ait voulu étudier avec lui ce cas dont elle n'était pas sûre prouvait que le bien-être de ses patients passait avant sa fierté professionnelle.

Gemma Baxter n'avait rien à voir avec la mangeuse d'hommes qu'il l'avait soupçonnée d'être lorsqu'il avait mis pour la première fois les pieds à la réception, le jour de son embauche.

Elle était *sympathique*. Authentique.

Et, si Rob avait été là en ce moment, il aurait souri et

dit que Gemma était exactement le genre d'Ollie, avec ses grands yeux clairs et ses cheveux blonds.

Il n'avait pas besoin d'une compagne. Entre eux, c'était une amitié naissante, c'était tout, et ça lui convenait.

Une fois qu'ils eurent choisi les sandwichs et gagné les falaises, il l'aida à étendre la couverture de pique-nique. Cette fois aussi, ses doigts touchèrent furtivement les siens et ce fut comme si un éclair l'avait traversé.

Oh ! non ! Il avait besoin de se ressaisir. Le travail ! pensa-t-il alors. C'était un sujet sûr, sans risque.

— Comment s'est passée votre matinée ? demanda-t-il.

— Plutôt bien. Merci pour votre aide avec Sam – je viens juste de reprendre les consultations pour l'asthme, donc je dois encore trouver mes marques.

— Pas de problème. Je suis là pour ça, dit-il.

Elle lui retourna sa question.

— Et vous, comment ça s'est passé, aujourd'hui ?

— Plutôt bien, dit-il en souriant. J'ai réfléchi. J'aimerais vous sponsoriser pour votre saut en parachute. C'est bien le mois prochain, non ?

— Vendredi, dans deux semaines, en effet. Je dois admettre que je me sens un peu nerveuse, maintenant. C'est un saut en parachute en tandem, donc je sais que je serai en sécurité avec un instructeur, mais rien que l'idée de sortir de l'avion me donne des sueurs froides.

— Vous n'avez manifestement pas le vertige, sinon, vous ne seriez pas ici, sur la falaise.

— Non, et je ne choisirais pas non plus de pratiquer l'escalade, par exemple.

Elle le regarda.

— En fait, ça pourrait être un défi potentiel pour l'avenir. Peut-être l'année prochaine.

Il fronça les sourcils.

— Alors pourquoi sauter en parachute ? Je sais que

c'est pour soutenir une bonne cause, mais c'est aussi parce que vous vous êtes mise au défi de surmonter vos peurs ?

— Un saut en parachute est un bon moyen de faire connaître la cause que je défends. Il y a de fortes chances que l'événement soit publié sur le site Internet du journal local, avec les détails de ma page de collecte de fonds, incitant les personnes qui ne me connaissent pas mais veulent soutenir la cause à donner quelque chose.

— Vous avez dit que vous récoltiez des fonds pour l'unité de cardiologie de l'hôpital local. C'est parce que vous y avez fait une partie de votre formation ?

— Non, mais…

Elle prit une grande inspiration, comme si elle se préparait à dire quelque chose d'important.

— Ma petite sœur a passé un certain temps là-bas. Je collecte des fonds en sa mémoire.

En sa mémoire… La petite sœur de Gemma était morte ?

Avant qu'il ait pu comprendre, elle ajouta :

— C'était il y a longtemps. J'ai attrapé un virus à l'école et l'ai transmis à Sarah. Je me suis rétablie, mais pas elle, qui a dû faire face à des complications. Assez vite, elle a été transférée à l'unité de cardiologie, où on lui a diagnostiqué une myocardite.

— Ce n'était pas votre faute, souligna-t-il. Si le virus circulait à l'école, elle a pu l'attraper d'un de ses amis, pas seulement de vous.

— Hum…

On aurait dit qu'elle s'en voulait encore, même si en tant que professionnelle de santé elle savait que ce n'était pas juste.

— Était-elle sur la liste des transplantations ? demanda-t-il.

— Oui. Nous avons espéré pendant des mois, mais le bon donneur ne s'est pas présenté. Sarah est morte quand j'avais dix-sept ans et qu'elle en avait treize.

Il prit sa main et la serra.

— Je suis désolé. Cela a dû être dévastateur pour vous et votre famille.

— En effet, admit-elle. J'ai eu douze ans pour m'y habituer, mais ma petite sœur me manque toujours. Et je n'ai pas vraiment réussi à m'en sortir, à l'époque.

Elle haussa les épaules.

— C'est pour cela que je fais des collectes de fonds. L'hôpital fait des recherches sur les cœurs artificiels permanents, qui permettraient de se passer de donneurs. Et, si cela fonctionne, cela signifie qu'une autre famille n'aura peut-être pas à perdre un être cher.

— Je suis désolé de vous avoir rappelé de mauvais souvenirs.

— J'ai beaucoup de bons souvenirs de Sarah…

Elle sourit à travers ses larmes.

— J'adorais la coiffer et la maquiller pour le bal de l'école, lui peindre les ongles, faire des gâteaux avec elle, jouer dans le jardin…

— Je vais vous parrainer, annonça-t-il.

Elle secoua la tête.

— Je ne veux pas que vous vous sentiez obligé, parce que…

— Ce n'est pas du tout cela. J'ai failli être à votre place, cette année.

En dehors des personnes du groupe de soutien qu'elle avait fréquenté – mais cela n'avait pas duré longtemps –, Gemma n'avait jamais rencontré quelqu'un dont un proche avait eu besoin d'une greffe de cœur.

— Quelqu'un dans votre famille a eu besoin d'une transplantation cardiaque ?

— Non. Mon frère avait besoin d'un rein.

— Ça a dû être dur pour vous tous.

— Rob est un amateur de sensations fortes. Il est médecin urgentiste à Manchester. Il passe tout son temps libre à faire de l'escalade, et il fait partie de l'équipe locale de secours en montagne. Il a pris un congé sabbatique de six mois pour travailler avec une association d'aide humanitaire ; il venait de partir en mission dans une région frappée par un tremblement de terre quand il a commencé à ressentir des douleurs abdominales. Il a d'abord supposé qu'il s'agissait d'une simple diarrhée parce qu'il n'était pas habitué à la nourriture et à l'eau. Et puis, quand il s'est effondré, ils ont compris qu'il souffrait d'une appendicite aiguë.

— Le pauvre ! C'est vraiment douloureux…

— Et dangereux. Il a été transporté par avion jusqu'à un hôpital, mais son appendice a éclaté en chemin et il s'est retrouvé avec une septicémie sévère qui a détruit ses reins. Il a été sous dialyse pendant quelque temps.

Elle le regarda d'un air interrogateur.

— Vous avez trouvé un donneur ?

Oliver hocha la tête.

— C'est la raison principale pour laquelle je suis revenu dans le Northumberland. Nous avons passé notre convalescence dans la maison de nos parents.

Elle cligna des yeux.

— *Nous*… Vous voulez dire que… c'est vous, le donneur vivant ?

— C'était la solution la plus évidente, déclara Oliver. Rob est mon jumeau.

— Votre vrai jumeau ?

— Nous avons dû faire un séquençage des gènes pour vérifier, expliqua Oliver. Nous ne sommes pas tout à fait identiques. Malgré tout, le fait de recevoir mon rein le rendait beaucoup moins sensible au rejet, et il prend une dose plus faible d'immunosuppresseurs.

— C'est pour ça que vous travaillez ici en ce moment ?

— Je devenais un peu fou, avoua-t-il. Ma mère me couve trop.

Les parents de Gemma, eux, avaient été trop blessés

pour prendre soin d'elle. Au lieu de cela, ils avaient laissé leur chagrin creuser entre eux un gouffre devenu infranchissable.

— Et le pauvre Rob souffre de cette situation, lui aussi, ajouta-t-il en souriant.

— Vous avez tous les deux beaucoup de chance, souligna Gemma. Votre jumeau, parce qu'il vous a, et vous, parce que vous avez pu faire quelque chose de concret pour l'aider.

— Oui. Si un autre organe avait été malade, nous aurions dû attendre. Or vous savez qu'il n'est pas très agréable d'être sur une liste d'attente.

— Non. C'est horrible, de savoir qu'un être aimé n'est encore auprès de vous que parce que quelqu'un d'autre a perdu quelqu'un qu'il aimait, dit Gemma. Sarah y a pensé, même lorsque nous avons su qu'il était trop tard et qu'elle était trop malade pour envisager une greffe. Elle a déclaré vouloir aider quelqu'un d'autre, même si elle ne pouvait pas être aidée, et a fait signer nos parents pour donner tout ce qu'elle pouvait.

— Une fille courageuse, souffla Oliver.

— Oh oui ! J'aurais aimé…

Elle s'interrompit, mais il devina ce qu'elle pensait. Elle aurait voulu que sa sœur ne soit pas morte. Elle aurait voulu être la seule à être malade, pour la sauver. Toutes les pensées qui s'étaient bousculées dans son propre cerveau aux premières heures du matin quand, obsédé par ce qui aurait pu être, il n'arrivait pas à retrouver le sommeil.

— Je me demande souvent ce qu'elle ferait si elle était encore de ce monde, dit Gemma. Elle aurait vingt-cinq ans. Elle était vraiment douée pour le dessin…

Oliver s'approcha d'elle.

— Je suis désolé. Je sais à quel point je me suis senti mal quand j'ai cru que j'allais perdre Rob, au début de l'année. Ça a dû être très dur pour vous.

— Oui. Mes parents ne s'en sont jamais remis. Ils ont quitté le village l'année suivant la mort de Sarah, parce qu'ils ne supportaient plus tous ces souvenirs.

— Vous aviez dix-sept ans à l'époque, donc je suppose qu'ils ont attendu que vous ayez passé votre bac avant de déménager.

Elle secoua la tête.

— J'ai complètement raté mes examens et j'ai dû les repasser. Mais je n'ai pas eu à changer de lycée ; la mère de ma meilleure amie m'a hébergée et j'ai refait une année.

Yvonne l'avait remise dans le droit chemin. Elle avait été la mère de substitution dont Gemma avait désespérément besoin.

— C'est merveilleux, ce que cette femme a fait, déclara-t-il.

— Oui, et je lui en serai toujours reconnaissante. En fait, j'ai pensé récemment à faire la même démarche pour un adolescent qui avait besoin de soutien – pour rendre à mon tour ce que les parents de Claire ont fait pour moi. Je vis seule, mais mes horaires de travail sont réguliers, donc je pourrais être là pour quelqu'un qui en aurait besoin.

Gemma vivait seule, et il semblait qu'elle n'avait pas de compagnon.

Ça n'aurait pas dû le réjouir à ce point, songea Ollie. Il ne recherchait pas une relation durable et, depuis que Tabby avait rompu leurs fiançailles, il n'était pas sûr d'être utile à qui que ce soit, de toute façon.

Mais quelque chose chez Gemma Baxter l'attirait. Un éclat, une chaleur…

Elle avait vécu le cauchemar qui l'avait empêché de dormir pendant des mois, et elle faisait de son mieux pour éviter à d'autres personnes de le vivre.

Pas de compagnon…

Il devait vraiment arrêter ça. Oui, Gemma l'attirait, mais il n'était pas prêt à ouvrir un nouveau chapitre de sa vie. Il devait être juste envers elle : pour l'instant, il ne pouvait lui offrir que son amitié.

— C'est une merveilleuse idée, dit-il.

— Et… comment va votre frère, maintenant ? demanda-t-elle soudain.

— Il se remet bien, mais rester inactif ne lui réussit guère. Il sait qu'il ne pourra jamais retourner faire de l'aide humanitaire ou du sauvetage en montagne avec un seul rein fonctionnel, car cela serait trop risqué. Et il n'est pas non plus assez en forme pour recommencer à faire de l'escalade. Il doit encore s'armer de patience. Ce qui, pour Rob, est synonyme d'ennui.

— Quand ses problèmes de santé ont-ils commencé ? demanda-t-elle.

— Il s'est effondré au début du mois de mars. Nous avons procédé à la transplantation au début du mois de juin, et j'ai reçu le feu vert de l'équipe chirurgicale il y a deux semaines pour reprendre le travail.

— Donc vous êtes encore en convalescence, en quelque sorte ?

— Je vais bien. Je ne dois pas porter de charges lourdes, dit Ollie, mais c'est à peu près tout. Heureusement, il n'y a eu de complications pour aucun de nous deux, mais Rob n'est pas content d'avoir à prolonger sa convalescence de quelques semaines.

— Donner un rein à son frère est un acte extraordinaire.

— Vous auriez fait la même chose pour votre sœur, non ?

— Oui, si cela avait pu la sauver, souffla-t-elle, les yeux mouillés de larmes.

— Je sais que nous avons eu de la chance, conclut Ollie tranquillement. Et Rob va bien.

— Je suis heureuse pour vous.

Ollie faillit lui demander de se joindre à eux pour dîner

le soir suivant, mais il ne voulait pas que son jumeau se fasse des idées.

Chassant les pensées déplacées qui envahissaient son esprit, il jeta un coup d'œil à sa montre.

— Il faut retourner au cabinet.

Elle se leva.

— Allons-y… Au fait, êtes-vous libre vendredi soir ?

Non, mais il ne voulait pas s'engager avant de savoir ce qu'elle avait en tête.

— Pourquoi ?

— Un grand jeu est organisé au pub *The Anchor*, expliqua-t-elle. Normalement, nous envoyons une équipe du cabinet. Ça commence à 20 heures, mais nous avons réservé une table pour dîner avant, si vous voulez vous joindre à nous.

Il appréciait vraiment ses tentatives pour l'inclure dans l'équipe, et accepta.

— Merci. J'en serai ravi.

Il avait prévu de passer le dimanche avec sa famille, mais il pourrait profiter de cette soirée pour apprendre à connaître un peu mieux son équipe.

— Super. Notre table est réservée pour 18 h 30. Le menu est simple mais délicieux, et préparé avec des produits locaux.

— Ça a l'air sympathique, dit Ollie. Comptez sur moi.

Il sortit son téléphone de sa poche.

— Pouvons-nous échanger nos numéros ? Je vais vous envoyer un SMS et vous pourrez me renvoyer un lien vers votre page de collecte de fonds.

— D'accord…

Quelques secondes plus tard, il entendit un «bing».

— Je l'ai ! lança-t-elle.

Son sourire ensoleilla son après-midi.

4.

Le jeudi, Ollie ne vit pas Gemma au cabinet, car c'était son jour de repos. Mais il apprécia de faire visiter le village à son jumeau, le soir après le dîner.

— Quelle vue ! s'écria Rob depuis une des falaises. Je comprends pourquoi tu as déménagé ici, Olls. Tu me dis qu'on peut faire du kitesurf dans la baie ? Fantastique ! Quand puis-je réserver un créneau ?

Ollie posa la main sur son bras.

— Pas de folies avant que ton médecin ne te donne son feu vert.

— Juste une toute petite séance ? fit Rob, suppliant. D'une demi-heure… Trente petites minutes ?

Ollie secoua la tête.

— Non. Et si tu ne m'écoutes pas je le dirai à maman !

Rob gémit.

— S'il te plaît, ne fais pas ça ! Tu sais que j'aime beaucoup maman, et je sais qu'elle et papa se sont fait un sang d'encre pour moi quand j'étais malade, mais je ne peux vraiment plus supporter d'être traité comme un enfant fragile. Toi non plus, d'ailleurs, sinon, tu ne te serais pas échappé.

— C'est vrai, déclara Ollie.

— Je veux partir, moi aussi. J'ai un entretien la semaine prochaine.

Ollie jeta à son jumeau un regard surpris.

— Tu retournes déjà à Manchester ?

— Non. J'ai trouvé un poste à l'hôpital local, juste en bas de la rue. Tu sais que j'avais pris six mois de congé pour rejoindre l'équipe d'aide humanitaire, mais, comme j'ai passé la plupart de ce temps à l'hôpital ou en convalescence, mon patron a accepté de prolonger mon congé sabbatique.

— S'il te plaît, dis-moi que tu ne vas pas retourner dans une zone de guerre !

— Non. En dehors du fait que j'ai une foule de rendez-vous médicaux, je ne suis pas si stupide que ça, dit Rob. J'espère obtenir un temps partiel à l'hôpital pour les mois à venir, jusqu'à ce que mon médecin traitant me déclare tout à fait guéri.

— Et ensuite tu retourneras à Manchester ?

— Oui. J'ai très envie de refaire de l'escalade, mais je te promets de ne rien faire qui puisse retarder ma guérison.

— Je suis heureux de l'entendre, répondit Oliver, bien que je ne sois pas entièrement convaincu.

Rob lui sourit.

— Alors comment ça se passe avec ton infirmière ?

— Très bien. Je m'entends bien avec tous mes collègues.

— Es-tu vraiment certain de la considérer comme une collègue comme les autres ?

— Oui. Nous sommes amis, rien de plus.

— Et tu ne veux pas que cette situation évolue parce que tu es un vrai professionnel et que tu fais passer tes patients en premier, dit Rob. Je le comprends, mais… Tabby t'a blessé, et la meilleure façon de se remettre d'une rupture est de rencontrer quelqu'un d'autre.

— C'est un peu cynique, non ?

— C'est un fait, petit frère, affirma Rob d'un ton léger. Peut-être qu'une aventure avec cette jeune femme te ferait du bien.

— Ce n'est pas mon genre, Rob.

— Je suis désolé d'avoir causé ta rupture avec Tabby…

— Ce n'était pas ta faute, voyons !

— Mais si ! Si mes reins n'avaient pas lâché, tu n'aurais pas suggéré de reporter la date de ton mariage et ça n'aurait pas dégénéré ainsi… Bien que je pense toujours que la raison qu'elle t'a donnée était un peu fallacieuse.

— Elle a grandi en voyant sa mère se sacrifier pour son père et elle ne voulait pas de cet avenir pour elle, expliqua Oliver. Je peux le comprendre…

— Peut-être que tu as eu de la chance, finalement, déclara Rob. Parce qu'elle n'aurait peut-être pas été capable de surmonter certaines épreuves.

— Oui, sans doute, soupira Oliver. Je me suis trompé sur son compte. Je ne sais pas juger les gens…

— L'erreur est humaine, frérot, dit Rob en lui tapant sur l'épaule. Ne te renferme pas sur toi-même.

— D'accord. Je peux essayer d'être un peu plus audacieux, et toi, un peu plus prudent ? Marché conclu ? lança Oliver avec ironie.

— D'accord ! lança Rob. Cela nous fera du bien à tous les deux.

Le vendredi matin, en arrivant au cabinet, Ollie découvrit un plateau de brownies, de gâteaux au citron et de biscuits à l'avoine sur l'une des tables basses, près d'une urne étiquetée « Dons » et d'une petite carte pliée annonçant : « Les collectes de fonds du vendredi de Gemma sont de retour ! »

C'est donc à faire de la pâtisserie que sa collègue avait consacré son jour de congé !

Sur le plateau se trouvait une autre carte énumérant les ingrédients de chaque recette, où les allergènes potentiels étaient écrits en gras.

Il prit un biscuit et un gâteau au citron, et déposa son obole dans la boîte.

— Je croyais que vous n'aimiez pas les gâteaux ! lança Gemma, taquine, en entrant dans la pièce.

— En effet, c'est pour offrir à mes voisins, répondit-il. C'est vendredi et j'ai pensé leur faire un petit plaisir.

— C'est gentil de votre part.

— C'est le moins que je puisse faire. Ils me rendent bien service depuis que j'ai emménagé.

— Êtes-vous toujours d'accord pour le quiz de ce soir ? demanda-t-elle.

— Oui.

— Bien. On se verra là-bas. Le triage n'attend pas ! dit-elle avec un sourire avant de tourner les talons.

Au milieu de la matinée, Ollie était en train de rédiger ses notes quand Maddie, la réceptionniste, fit irruption dans son bureau.

— Docteur Langley, à l'aide ! Un de nos patients vient de s'effondrer dans la salle d'attente.

— J'arrive ! dit Ollie en attrapant son stéthoscope. Vous avez vu ce qui s'est passé ?

— Non. J'aidais un patient quand quelqu'un d'autre dans la salle d'attente a crié et j'ai vu Mme Henderson au sol. Apparemment, elle est tombée de sa chaise.

Il y avait trois causes principales de chute : évanouissement, crise d'épilepsie et problème cardiaque. Étant donné que Maddie n'avait pas mentionné de tremblements, il s'agissait probablement d'un évanouissement ou d'un problème cardiaque.

— Apportez le défibrillateur, dit-il, et demandez si quelqu'un l'a vue se cogner la tête, et j'aurais peut-être aussi besoin d'une ambulance. Il faut commencer par écarter les autres patients.

— Je m'en occupe, dit Maddie.

La quinquagénaire était toujours allongée au sol quand ils entrèrent dans la salle d'attente.

— Vous m'entendez, madame Henderson ? demanda

Ollie à voix haute, en lui secouant l'épaule alors qu'il s'agenouillait à côté d'elle.

Pas de réponse.

Il lui inclina la tête en arrière afin de dégager ses voies respiratoires.

— J'ai le défibrillateur et elle ne s'est pas cogné la tête, dit Gemma en les rejoignant. Le patient à côté d'elle a dit qu'elle s'était juste effondrée.

— Connaissez-vous ses antécédents médicaux ?

— Oui. Nicole Henderson est hypertendue. Elle vient pour un contrôle, ce matin, parce que les deux derniers médicaments que nous lui avons prescrits n'ont pas fonctionné, et elle réagit mal aux bêtabloquants.

Ça ressemblait de plus en plus à un accident cardiaque.

— Ses voies respiratoires sont dégagées mais elle ne respire pas ! Je commence le massage cardiaque. Défibrillateur…

— L'ambulance est en route ! dit Gemma avant de placer les électrodes de chaque côté de la poitrine de Mme Henderson.

Il cessa le massage pour que la machine puisse analyser le rythme cardiaque de la patiente. Une fois le choc administré, il reprit les compressions thoraciques tandis que Gemma se chargeait de la respiration.

Lorsque les ambulanciers arrivèrent et la chargèrent dans l'ambulance, Nicole Henderson n'avait toujours pas repris conscience.

— Ça n'a pas l'air génial, dit Ollie d'un ton las. Pauvre femme ! Avec un peu de chance, son cœur va redémarrer sur le chemin de l'hôpital.

Ils savaient tous deux que plus le cœur mettait de temps à redémarrer, plus le pronostic était mauvais. La sœur de Gemma était morte d'un problème cardiaque, et Ollie savait que cela devait être difficile pour sa collègue.

— Vous allez bien ? demanda-t-il.

Elle acquiesça.

— J'ai juste l'impression d'avoir laissé tomber ma patiente.

— On ne pouvait pas prévoir, et nous avons fait de notre mieux. D'une certaine manière, elle n'aurait pas pu trouver meilleur endroit pour ce type d'incidents, car nous avons le matériel et les connaissances nécessaires pour lui venir en aide.

— Je sais. C'est juste que…

Elle tourna pudiquement la tête.

L'hôpital appela plus tard dans l'après-midi pour dire que Nicole Henderson n'avait pas survécu.

Oliver envoya un message à Gemma pour lui demander s'il pouvait passer la voir dans son bureau.

Dispo dans 5 minutes…

Il prépara une tasse de café et alla frapper à sa porte.

— Désolé, ce ne sont pas de bonnes nouvelles. Elle ne s'en est pas sortie.

— Pauvre femme ! soupira Gemma. C'était la directrice de l'école primaire locale. Elle était très appréciée de tous, enfants et parents.

— Vous n'avez rien à vous reprocher, dit-il. J'ai relu son dossier quand j'ai rédigé mon compte rendu de l'incident, et je l'aurais traitée comme vous l'avez fait.

— Si seulement elle n'avait pas reporté son rendez-vous de la semaine dernière !

Elle prit une grande inspiration.

— Merci pour le café. J'ai des papiers à remplir. Je ne vais pas vous retenir.

— De rien… Je ne veux pas paraître indélicat, mais le quiz de ce soir sera-t-il annulé ?

Elle secoua la tête.

— Je ne suis pas insensible au malheur d'autrui, mais je pense que nous ne devons pas oublier que la vie a de bons côtés. La soirée sera maintenue.

— Parfait, on se voit plus tard, alors.

Le pub où Ollie devait rencontrer toute l'équipe n'était qu'à quelques minutes de marche de son cottage. Lorsqu'il arriva, tout le monde était déjà là, et Gemma se leva pour lui faire signe.

Il ne l'avait jamais vue sans son uniforme auparavant ; son jean délavé épousait ses courbes, et ses cheveux flottaient librement sur ses épaules. Une fois de plus, il fut frappé par sa beauté, et une étrange émotion s'empara de lui. Bien qu'il ne cherchât pas à s'engager avec quelqu'un, les paroles de son jumeau résonnaient encore dans sa tête. « Tabby t'a blessé, et la meilleure façon de se remettre d'une rupture est de rencontrer quelqu'un d'autre. »

— Voici Oliver, le suppléant d'Aadya pour les trois prochains mois…

Elle le présenta rapidement aux personnes autour de la table qu'il n'avait pas encore rencontrées.

— Bonjour, tout le monde, dit Oliver en souriant. Je peux vous offrir un verre ?

— Non merci, dit Kyle, l'un des autres médecins du cabinet. J'ai entendu parler de Nicole Henderson. Vous avez eu un début un peu difficile…

— Je suis désolé de ne pas avoir pu faire plus, dit Ollie. J'espère que ça n'inquiétera pas les patients d'Aadya Devi d'apprendre que j'ai déjà perdu un patient. Les informations circulent vite, dans des petites villes comme celles-ci.

— Gemma et vous avez fait tout ce que vous pouviez, dit Kyle. Personne ne vous en voudra.

Ils passèrent sans tarder à autre chose, et bientôt, une

pinte à la main, Ollie discutait avec ses nouveaux collègues comme s'il les avait toujours connus.

Le jeu se révéla très amusant. Bien qu'il ait beaucoup de lacunes sur l'histoire locale, il réussit à marquer des points avec une question musicale assez pointue et un rébus complexe.

— Comment diable savez-vous cela ? demanda Maddie.

— J'ai un frère jumeau. Lui, c'est l'aventurier, et moi, le scientifique, expliqua Oliver. Il dit de moi que j'ai beaucoup de bon sens, ce qui n'est pas très flatteur !

— Il n'y a rien de mal à avoir les pieds sur terre, déclara Kyle. Comme j'aimerais pouvoir le dire à tous les vacanciers qui s'essayent pour la première fois à une activité aquatique et qui veulent suivre les sportifs aguerris ! Ils finissent toujours par se faire une entorse, une foulure ou une fracture.

— Rob, mon jumeau, est un peu excité à l'idée de faire du kitesurf, dit Oliver. Mais il n'a pas le droit de bouger en ce moment. Il se remet d'une greffe de rein.

— Aïe. Ça a l'air méchant, dit Fayola, leur sage-femme. Que s'est-il passé ?

— Il a eu un éclatement de l'appendice suivi d'une septicémie alors qu'il portait secours aux victimes d'un tremblement de terre, expliqua Ollie.

— Oh ! c'est injuste, dit Lakshmi, leur pharmacienne, d'un air compatissant. Pauvre homme !

— Il va bien maintenant, dit Ollie. Mais c'est pour ça que j'ai quitté Londres pour venir ici, pour les soutenir, lui et nos parents.

Il remarqua le sourcil levé de Gemma, mais il n'avait pas envie de révéler qu'il avait donné un organe à son frère. Il ne se sentait pas à l'aise dans le rôle du héros, et était, de plus, persuadé que n'importe qui aurait fait la même chose.

Leur équipe arriva deuxième.

— Et, pour ceux qui n'auraient pas encore parrainé notre Gemma pour son saut en parachute, dit l'arbitre du jeu, le formulaire se trouve près du bar.

Ollie apprécia le fait que le village tout entier semble soutenir les efforts de Gemma. Cela faisait du bien, de faire partie d'une communauté comme celle-ci. À Londres, les gens étaient beaucoup plus réservés.

Ils burent un dernier verre après la fin du jeu, puis les jeunes parents prirent congé pour aller relayer leurs baby-sitters, laissant Ollie et Gemma seuls.

— J'ai envie de faire une promenade sur la plage pour voir les premières étoiles apparaître, ce qui n'est pas possible à Londres, expliqua Oliver. Voulez-vous vous joindre à moi ?

— Pourquoi pas ?

Ils marchèrent jusqu'à la plage à la lueur de la lune, qui baignait d'argent le sentier côtier. Les vagues clapotaient doucement sur le rivage, et le doux bruit du ressac dissipa bien vite les tensions de la journée.

— C'est merveilleux de vivre au bord de la mer, dit Gemma. Quand on a eu une sale journée, il suffit de venir ici pour voir son stress disparaître…

— Il y a eu de bons moments dans cette journée, aussi, souligna Ollie. Mais, oui, perdre un patient la première semaine, c'est un début difficile.

— Ce n'était pas votre faute, dit-elle. Nous avons fait de notre mieux, et on ne peut vraiment pas demander plus.

— Puisque vous le dites…

Soudain, elle s'arrêta.

— Oliver ?

— Quoi ?

À sa grande surprise, elle fit un pas vers lui et l'entoura de ses bras. Il perçut la fragrance florale de son parfum.

Léger, doux et estival, il le faisait penser au soleil, et il ne put résister à l'envie de lui rendre son étreinte.

Les vagues s'écrasaient sur le rivage, mais Ollie n'entendait plus que le battement furieux de son cœur, à l'unisson du sien. C'était une étreinte purement amicale, mais il aurait suffi d'incliner son visage juste un petit peu plus pour…

Éperdu, il la serra contre lui et posa sur sa bouche un baiser auquel elle répondit avec fougue. La tête lui tournait mais il ne bougea pas, savourant ce moment magique, ce moment de douceur qui agissait comme un baume sur son cœur endolori.

Puis, comme par réflexe, il s'écarta d'elle et la regarda.

— Je suis désolé, dit-il, je… J'ai perdu la raison, tout à coup.

Elle eut un sourire gêné.

— Je pense qu'après cette rude journée nous nous sommes laissé griser par le clair de lune, répondit Gemma. Faisons comme si ça n'était pas arrivé, d'accord ?

— D'accord, dit-il. Je peux te raccompagner ? Je sais que tu es du coin et que tu es parfaitement capable de rentrer, mais il fait sombre et… Eh bien, c'est comme ça que j'ai été élevé.

Elle nota qu'il était passé au tutoiement, et en fut secrètement heureuse.

— Tu es galant, répondit-elle. Ce n'est pas un défaut.

Il n'y avait nulle ironie dans son ton, et Ollie eut l'impression que Gemma le comprenait et l'appréciait.

Ils marchèrent jusqu'à son appartement dans un silence complice. Une fois devant sa porte, elle dit :

— Veux-tu entrer prendre un café ?

Il savait que ce n'était pas une bonne idée. Il se souvenait encore du contact de sa bouche contre la sienne et de l'odeur de ses cheveux ; il serait plus raisonnable de mettre un peu de distance entre eux, jusqu'à ce qu'il ait recouvré la raison.

— Peut-être une autre fois ?

— Bien sûr. Bonne nuit, Oliver.

— Bonne nuit, Gemma. On se voit au cabinet lundi.

Ollie passa le dimanche avec sa famille, comme prévu, et retourna travailler tôt le lundi matin. L'afflux de vacanciers fit grimper la fréquentation du cabinet, et il n'eut pas de véritable pause-déjeuner avant le mercredi. Il venait juste d'entrer dans la boulangerie quand il aperçut Gemma.

— Les grands esprits se rencontrent ! dit-il avec un sourire. Tu vas déjeuner en haut des falaises ?

— Oui, et tu es le bienvenu pour te joindre à moi.

Une fois qu'ils furent installés sur la couverture de pique-nique, Oliver dit :

— Alors, qu'as-tu prévu de faire cette semaine ?

— Je vais garder Scarlett, vendredi soir. C'est la fille de Claire et ma filleule. Elle a trois ans et ses parents ont bien besoin d'une soirée tranquille avec leurs amis. Ce qui veut dire que Claire aura préparé ses délicieux macaronis au fromage pour le dîner ; puis Scarlett et moi chanterons toutes les chansons de *La Petite Sirène* pendant que je lui donnerai son bain ; j'aurai droit à des câlins et je lui raconterai des histoires jusqu'à ce qu'elle s'endorme.

Elle sourit.

— Ensuite, je regarderai un film en sirotant une tasse de thé accompagnée d'un biscuit au gingembre. Peut-on imaginer meilleur vendredi soir ?

Son idée d'un vendredi soir parfait ressemblait beaucoup à celle de Gemma. Se blottir sur le canapé avec un bon film, se détendre après une semaine chargée…

— Et toi ? demanda-t-elle.

— Rien de particulier… Je vais peut-être aller me

promener sur la plage samedi. Tu n'as pas dit qu'il y avait une épave ?

— Oui, elle est visible à marée basse. Si ça ne te dérange pas qu'un ami m'accompagne, je pourrais peut-être te rejoindre pour cette promenade et te raconter l'histoire de ce bateau.

— Ce serait super ! Et après on pourrait aller manger un *fish and chips* au port.

— Bonne idée ! Je n'en ai pas mangé depuis des lustres et j'adore ça !

— Moi aussi, surtout avec beaucoup de sel et de vinaigre. Mais chut, ne le dis pas à nos patients, car je les sermonne tous sur leur consommation de sel…

Elle éclata de rire.

— Moi aussi !

Gemma passa la majeure partie du jeudi à nettoyer son appartement et à préparer des gâteaux pour son stand ; le vendredi, elle ne vit Oliver qu'en coup de vent, bien qu'il lui ait envoyé un SMS à l'heure du déjeuner pour s'assurer qu'elle était toujours disponible le samedi après-midi.

Le vendredi après-midi, Mme Brown, son ancienne professeur d'histoire, vint au cabinet.

— Je suis vraiment désolée de vous avoir fait perdre votre temps pour quelque chose d'aussi mineur qu'une éruption cutanée, dit-elle, mais… je suis allée à la pharmacie lundi, et la crème à l'hydrocortisone qu'ils m'ont donnée n'a eu aucun effet. L'éruption s'étend. Les démangeaisons sont *très fortes* et m'empêchent de dormir.

— Laissez-moi regarder ça, Mme Brown, dit Gemma.

Mme Brown remonta son pantalon de coton jusqu'aux genoux, et Gemma examina l'éruption. Il y avait des piqûres d'épingle d'un rouge profond sur les bords, et le centre de la rosace était légèrement gonflé.

— Ça ressemble à une réaction allergique, alors nous allons commencer par le plus simple. Avez-vous modifié vos détergents ou vos produits de toilette au cours des deux dernières semaines ?

— Non, j'utilise les mêmes produits depuis des années… Je n'ai rien mangé d'inhabituel, non plus, et mon traitement pour la tension artérielle n'a pas changé. Je me suis demandé si ce n'était pas un zona, car j'ai entendu dire que ça démangeait terriblement.

— D'habitude, les éruptions du zona se situent sur un seul côté du corps et ne traversent pas la ligne médiane, expliqua Gemma. Là, c'est sur les deux tibias, donc je suis presque sûre que ce n'est pas ça. Avez-vous déjà eu de l'eczéma ou du psoriasis ?

— Non, et les seules choses auxquelles je suis allergique sont la pénicilline et les pansements en tissu, avec lesquels je n'ai pas été en contact depuis des années.

— Il est possible de développer des allergies à n'importe quel moment de la vie, dit Gemma. Je vais vous prescrire de l'avoine colloïdale pour vous laver, un émollient pour hydrater vos jambes, une crème stéroïde un peu plus forte à utiliser deux fois par jour pour essayer de calmer l'éruption, et un antihistaminique qui devrait faire cesser les démangeaisons. En attendant, les compresses froides sont très conseillées. Et, évidemment, vous vous doutez qu'il ne faut pas se gratter.

— Donc vous n'avez aucune idée de la cause de ce problème ?

— Il y a environ trois mille éruptions différentes, dit Gemma en souriant, donc, pour le moment, je dirais que nous avons affaire à ce qu'on appelle en langage médical des macules érythémateuses idiopathiques et prurigineuses.

— C'est impressionnant ! dit Mme Brown avec un pauvre sourire.

— Si ça ne s'améliore pas d'ici à trois ou quatre jours, je ferai un prélèvement et je vous adresserai à un dermatologue.

Gemma se changea au cabinet et se rendit directement chez Claire, où elle discuta un moment avec celle-ci avant qu'elle et son mari sortent pour la soirée.

Passer du temps avec Scarlett était toujours amusant. Elles faisaient des dessins et jouaient à des jeux jusqu'au dîner, puis c'était l'heure du bain.

— Encore une, tante Gemma ! fit Scarlett, suppliante.

— Mais nous avons déjà chanté toutes les chansons, protesta Gemma en sortant sa filleule du bain pour l'envelopper dans une serviette. C'est l'heure de te sécher et de te brosser les dents. Ensuite, je te raconterai une histoire.

— *Deux* histoires ? S'il te plaît, s'il te plaît, s'il te plaît ! gémit l'enfant.

— Bon, d'accord, deux histoires…

Après avoir couché Scarlett, elle se fit une tasse de thé et lança le film. C'était l'un de ses préférés, et elle avait dû le voir une douzaine de fois au fil des ans, mais il l'enchantait toujours autant.

Cependant, elle remarquait seulement aujourd'hui que l'acteur principal ressemblait un peu à Oliver, et avait le même sourire. Un sourire qui faisait battre son cœur plus vite…

Elle allait vraiment devoir être raisonnable, demain, se dit-elle pour se mettre en garde, même si quelque chose en lui la poussait à oublier toute prudence. Il n'était là que temporairement. Tout ce qu'ils pouvaient s'offrir l'un à l'autre, c'était un été de plaisir. Ce qui pourrait être une bonne chose, après tout. Mais Gemma avait peur de ne pas pouvoir s'en contenter. Et s'il partait au bout de trois mois, la laissant le cœur brisé ?

Non, il était préférable de s'en tenir à une relation amicale et d'oublier au plus vite ce baiser.

Oliver Langley était son collègue.

Un point c'est tout.

5.

C'était un samedi lumineux et ensoleillé, et Gemma retrouva Oliver sur le port.

— C'est l'heure de ton excursion touristique ! lança-t-elle d'un air joyeux. Nous commencerons par te raconter une légende locale, puis nous irons voir les phoques et l'épave.

— Parfait ! répondit Oliver en lui rendant son sourire. C'est quoi, cette légende ? Une histoire de dame grise ?

— Non, de *barghest*.

— Je n'ai jamais entendu parler de ça !

— C'est un énorme chien noir avec de grandes dents, des griffes et des yeux de feu, qui ne sort que la nuit. C'est un présage de malheur, mais à toi de déterminer de quel malheur il s'agit. C'est très similaire à la légende du « chien noir » qui circule dans la région. Ma théorie est que la légende a été lancée par les contrebandiers qui accrochaient des lanternes autour du cou de leurs poneys pour faire peur aux habitants et les empêcher de s'approcher des falaises. Ainsi, il y avait moins de risques qu'ils découvrent les tunnels servant à acheminer les marchandises illicites.

— Il y avait donc des contrebandiers à Ashermouth Bay ? demanda-t-il.

— Oui, comme tout le long de la côte, au XVIIIe siècle, expliqua-t-elle. Des tunnels creusés dans la falaise mènent au manoir et au presbytère. Ils servaient à la contrebande de brandy, de gin et de thé. La plupart des vieilles maisons du village ont des cachettes secrètes.

— Intéressant... On peut visiter ces tunnels, aujourd'hui ?

— Avec un guide uniquement, et à marée basse pour éviter les noyades, précisa-t-elle.

Ils descendirent sur la plage et commencèrent à marcher sur le sable humide. À plusieurs reprises, leurs mains se frôlèrent, et elle sentit un frisson courir sur sa peau.

— Il y a une grande colonie de phoques gris, un peu plus loin sur la côte, mais ceux-là sont des phoques communs, dit-elle en lui désignant un groupe de petits mammifères marins. Leurs petits naissent en juin et juillet, et tout le monde vient les voir dans la baie.

Oliver était fasciné par les bébés à la fourrure blanche et leurs parents qui ondulaient lentement sur le sable, tandis que d'autres plongeaient dans l'eau.

— C'est charmant. Je comprends pourquoi les gens viennent jusqu'ici pour admirer ce spectacle, dit-il avec enthousiasme.

Ils venaient d'atteindre la zone délimitée par une corde quand ils virent un petit garçon passer sous la corde et courir vers l'eau. Sa mère le poursuivait mais, avant qu'elle puisse l'atteindre, il tomba près d'un bébé phoque, et cria lorsqu'un adulte se jeta sur lui.

— Jake ! cria la mère, affolée.

— Espérons que le phoque ne l'a pas mordu, dit Gemma.

Mais le petit garçon secoua la main et se mit à hurler.

Oliver se précipita vers lui et s'adressa à la mère.

— Je suis médecin, et Gemma est infirmière, dit-il. Avez-vous besoin d'aide ?

— J'ai dit à Jake de ne pas s'approcher et de regarder de loin, mais il s'est enfui, expliqua la mère, visiblement très inquiète.

— On va vous conduire dans la cabane des sauveteurs. Ils auront une trousse de premiers soins, déclara Oliver.

— Salut, Gem, qu'est-ce qui s'est passé ? demanda le secouriste quand ils atteignirent la cahute.

— Bonjour, Callum.

Gemma donna une brève explication, puis présenta Oliver, qui demanda :

— Pourriez-vous nous donner de l'eau chaude, de l'antiseptique et un pansement ?

— Bien sûr. Je vais chercher ça, dit Callum.

Gemma s'accroupit près du petit garçon, qui pleurait toujours.

— Jake, tu veux bien me laisser regarder ta main ?

Le garçon secoua vigoureusement la tête et mit la main derrière son dos.

— Jake, tu veux voir un tour de magie ? proposa Oliver.

C'était la dernière chose à laquelle elle s'attendait, mais, à son grand soulagement, cela fonctionna et le petit garçon se calma.

— Tu vois, mes mains sont ouvertes ? demanda Oliver en remuant les doigts. J'ai besoin que tu fasses comme moi, en formant une étoile avec tes doigts, mais sans bouger. Et ensuite je veux que tu devines le mot magique.

Génial, pensa Gemma alors que le petit garçon ouvrait les deux mains, oubliant le choc et la douleur de la morsure.

— S'il te plaît, lança Jake.

Gemma sourit malgré elle.

— C'est un joli mot magique…

— … mais ce n'est pas celui-ci que je cherche, dit Oliver. Essaye encore.

Gemma examina la main de Jake pendant qu'Oliver encourageait le petit garçon à deviner d'autres mots.

La morsure était peu profonde, constata-t-elle, et ressemblait davantage à une éraflure. Mais elle savait aussi que les phoques étaient porteurs de bactéries susceptibles de provoquer des réactions très désagréables, et que le petit garçon avait besoin d'un traitement antibiotique.

— Ça va piquer un peu, précisa Gemma quand Callum apporta l'eau chaude et l'antiseptique. Malheureusement, notre cabinet est fermé jusqu'à lundi matin, sinon, nous vous aurions prescrit des antibiotiques.

— Des antibiotiques ? répéta la mère de Jake, un peu surprise.

— Vous êtes de la région ou en vacances ? demanda Gemma.

— Nous venons de Birmingham, et c'est notre premier jour de vacances.

— Vous allez devoir vous rendre soit au centre médical sans rendez-vous de la ville voisine, soit au service des urgences de l'hôpital, expliqua Gemma. On vous fournira de la tétracycline pour éviter toute infection. C'est l'antibiotique le plus efficace contre les mycoplasmes. Si une morsure de phoque n'est pas traitée correctement ou si le mauvais antibiotique est administré, la personne peut développer une complication appelée « doigt de phoque ».

— Abracadabra ! s'écria Jake.

— Bravo, tu as deviné le mot magique ! dit Oliver.

Il effleura de la main la tête de l'enfant et brandit une pièce de monnaie.

— Et regarde ce que j'ai trouvé derrière ton oreille !

Le petit garçon écarquilla les yeux.

— Tu es un vrai magicien !

— Jake, je vais devoir te laver les mains avec un savon très spécial, annonça Gemma.

Callum avait préparé un bol d'eau chaude et du savon antiseptique, mais, quand Gemma y trempa la main du petit garçon, il se mit à pleurer.

— Je vais me laver les mains avec toi, proposa Oliver. Et nous allons chanter une chanson spéciale. Tu connais *Pirouette cacahuète* ?

Jake hocha la tête.

— On va demander à ta maman de chanter avec nous, d'accord ?

— Oui ! s'exclama Jake, qui oublia aussitôt sa douleur.

Lorsque les mains de l'enfant furent propres, Oliver l'aida à les sécher. La blessure saignait encore un peu quand Gemma l'enveloppa d'une compresse et la pansa.

— Voici une lettre, dit Callum en remettant une enveloppe à la mère de Jake. J'ai écrit le numéro de téléphone et l'adresse du centre d'accueil et du service des urgences de l'hôpital au dos.

— Merci à tous pour votre aide.

— Nous sommes là pour ça, répliqua Oliver avec un sourire.

— Embrasse Sadie pour moi, dit Gemma à Callum quand ils quittèrent la cabane des sauveteurs.

— Je suppose que tout le monde connaît tout le monde à Ashermouth Bay ? dit Oliver.

Gemma sourit.

— À peu près, dit-elle avec un sourire.

— Je dois t'avouer que je n'avais jamais entendu parler du doigt de phoque auparavant.

— Ce n'est probablement pas si courant à Londres, dit-elle.

— Mais ça arrive souvent ici ?

— Il y a eu quelques cas, au fil des ans. Je n'ai pas voulu le dire devant la mère de Jake, mais il y a même eu des amputations.

— Décidément, tu es incollable, sur les phoques !

— Je voulais être vétérinaire, quand j'avais quinze ans, dit-elle. Mais, après la mort de Sarah, j'ai décidé que je voulais aider les gens plutôt que les animaux, alors j'ai suivi une formation d'infirmière.

— As-tu des animaux de compagnie ?

— Non. Je travaille à plein temps et je vis dans un appartement, donc ce ne serait pas adapté pour un chien.

Mais je promène parfois ceux des autres. Je suppose que tu n'as pas d'animaux non plus ?

— Non, et pour la même raison. Ce ne serait vraiment pas pratique à Londres.

Tout à coup, elle se rappela qu'il n'était ici que temporairement et demanda :

— Quand penses-tu retourner à Londres ?

— Je verrai comment la situation évolue avec Rob. Mais je repartirai sans doute, oui.

Elle s'étonna de ressentir une pointe de déception, et s'en voulut. N'avait-elle pas appris à ses dépens à ne pas compter sur les autres pour être heureuse ?

Alors, plaquant un sourire éclatant sur son visage, elle continua la visite.

Une fois qu'ils furent arrivés au port, devant le stand de *fish and chips*, Ollie lança :

— Je t'invite !

— Non, faisons moitié-moitié, rétorqua Gemma.

Il secoua la tête.

— Tu m'as offert une visite guidée. C'est la moindre des choses.

Elle lui sourit.

— Très bien. Merci.

Alors qu'ils dégustaient leurs plats, assis sur un banc, en regardant danser les bateaux sur le port, Ollie songea qu'il commençait vraiment à apprécier la vie au bord de la mer.

Puis il la raccompagna chez elle. Plusieurs fois, ses doigts frôlèrent les siens et il eut envie de lui prendre la main. Mais ce n'était pas l'accord qu'ils avaient conclu. Ils étaient amis, rien de plus.

Ils s'arrêtèrent devant un petit immeuble.

— Tu viens prendre un café ?

Ollie savait qu'il aurait dû refuser, mais il était curieux de savoir à quoi ressemblait le sanctuaire de Gemma.

— Pourquoi pas ?

— Je suis au rez-de-chaussée, dit-elle en le faisant entrer dans son appartement. La salle de bains est ici, sur la gauche, et voici le salon…

Elle l'invita à s'asseoir et se dirigea vers la partie cuisine.

— Tu prends ton café noir, n'est-ce pas ?

— Oui, et sans sucre.

La pièce était propre et bien rangée. Les murs étaient blancs, tout comme le canapé et le fauteuil, mais le tissu des coussins était un imprimé tournesol. Sur la cheminée trônait un gros bouquet de tournesols – clairement les fleurs préférées de Gemma.

Des photos encadrées entouraient le vase ; l'une d'elles représentait Gemma elle-même, et une jeune fille moins âgée qu'elle qui lui ressemblait tant qu'Ollie devina qu'il s'agissait de Sarah. Il y en avait une autre de Gemma tenant un bébé, qu'il devinait être la filleule dont elle lui avait parlé, et une autre d'elle avec ses camarades de classe, lors de la remise des diplômes.

Il n'y avait aucune photo d'elle avec ses parents, nota-t-il avec surprise. Sur le mur, il remarqua un dessin à l'encre de Chine encadré représentant des phoques sur la plage.

— C'est un très beau dessin, dit-il quand elle revint avec deux tasses de café.

— Sarah me l'a offert pour mon seizième anniversaire. Ça m'étonne toujours de penser qu'elle n'avait que douze ans à l'époque.

— Elle avait beaucoup de talent.

— Je l'aimais tellement ! murmura Gemma, les larmes aux yeux. Mais je sais qu'elle serait furieuse de me voir me morfondre…

— Je pense qu'elle serait très fière de toi, affirma-t-il. Tu ne te morfonds pas du tout. Regarde ce que tu as accompli ! Tu es une infirmière reconnue et appréciée qui aide les gens au quotidien. En plus, tu collectes beaucoup d'argent pour le centre cardiaque où ta sœur a été soignée.

— Merci, dit-elle, visiblement émue.

Oliver désigna la bibliothèque.

— Tu aimes beaucoup lire ?

— J'adore les romans historiques, dit-elle. La mère de Claire m'a fait découvrir ce genre quand j'étais en troisième, pour me distraire de mes études. J'ai adoré la série des *Chroniques de Cadfael*. Et puis j'ai découvert les romances historiques. Et toi, es-tu un grand lecteur ?

— Pas autant que ma mère le voudrait, dit-il en souriant. J'ai tendance à lire plutôt des journaux ou des magazines spécialisés, et j'ai la mauvaise habitude de regarder des documentaires.

— Il n'y a rien de mal à ça. Pour ma part, je préfère les films. Les comédies musicales et les comédies, surtout.

— Tu aimes aussi sauter en parachute à tes heures perdues…

— Ce saut est un acte unique, mais le mois prochain je vais faire cent kilomètres à vélo le long de la côte. Es-tu cycliste ?

— Non. Mais je veux te parrainer, dit-il.

— Ce n'est pas pour ça que je…

— Je sais, mais c'est important pour toi. Et je suis ton ami, alors je veux te soutenir.

« Ami ».

Oliver n'aurait pas pu être plus clair, et elle ferait bien de ne pas l'oublier, songea Gemma en se forçant à lui sourire.

Cette semaine était très chargée, et Mme Brown appela Gemma le mardi.

— J'ai pris des photos de l'éruption, pour que vous puissiez voir comment elle évolue. Cela me démange tant que je n'en dors pas la nuit.

— Pouvez-vous m'envoyer les clichés par mail, s'il

vous plaît ? Je vais les montrer à l'un de mes collègues et je vous rappellerai.

Lorsque les photos arrivèrent, elle appela Oliver.

— Ta patiente est avec toi en ce moment ?

— Non, mais je viens de te transférer des photos.

Elle lui donna des détails, et devina qu'il consultait les fichiers sur son écran.

— L'inflammation a l'air d'empirer. Si la crème stéroïde ne fonctionne pas, je conseillerais de faire un test par écouvillonnage pour déterminer une implication bactérienne ou virale.

— Et si ce n'est pas ça, je l'adresse à un dermatologue ?

Il acquiesça.

— Bonne idée.

Gemma appela Mme Brown pour lui demander de passer au cabinet plus tard dans la matinée afin de faire un prélèvement, puis reçut sa patiente suivante.

Eileen Townsend avait quatre-vingt-un ans, était diabétique, et sa fille l'avait emmenée consulter parce qu'elle tombait souvent. Gemma savait que le diabète pouvait provoquer de fréquentes chutes chez les personnes âgées, plus sensibles à l'hypoglycémie. Il y avait chez cette population une mobilité réduite qui augmentait le risque de fractures.

— J'aide maman à prendre ses médicaments, expliqua la fille de Mme Townsend, et elle a eu son contrôle semestriel avec vous il y a trois mois.

Gemma hocha la tête.

— Rien n'a changé depuis ?

— Pas vraiment, dit Mme Townsend.

Gemma relut ses notes. Il n'y avait eu aucune admission à l'hôpital et rien ne laissait penser que Mme Townsend avait eu une attaque ou développé la maladie de Parkinson. Peut-être une hypotension posturale ?

— Vous sentiez-vous étourdie avant de tomber, Mme Townsend ?

— Non, pas vraiment.

— Pouvez-vous vous lever, s'il vous plaît ?

Mme Townsend s'exécuta, et Gemma fut soulagée de constater qu'elle ne perdait pas l'équilibre.

— Parfait. Pouvez-vous décoller un pied du sol, juste un peu ?

La vieille dame eut du mal à rester en équilibre sur son pied droit, et Gemma en prit note.

— Et maintenant pouvez-vous faire le tour de la pièce ?

Gemma continua de lui parler pendant qu'elle marchait, et constata que Mme Townsend ne s'arrêtait pas pour répondre à ses questions.

— C'est très bien. Et, pour finir, j'aimerais faire une dernière vérification. Pouvez-vous vous asseoir, aller vers la fenêtre, puis revenir vous asseoir, s'il vous plaît ?

Gemma la chronométra : elle mit moins de vingt secondes à faire l'exercice.

— Tout ça est très bien, répéta-t-elle. La seule chose qui me semble vous poser problème, c'est l'équilibre. Il y a de bons exercices de force et d'équilibre à faire à l'aide d'une simple chaise – je peux en imprimer quelques-uns pour vous.

Elle sourit à la fille de Mme Townsend.

— Et, si vous pouviez aider votre mère à faire ces exercices, ce serait génial. Mais j'aimerais essayer de mettre en place des cours au village. J'en parlerai aux associés du cabinet, et, si cela est possible, je vous le ferai savoir.

— Bien sûr, que je peux aider ma mère !

— Seriez-vous d'accord pour qu'une équipe spécialisée vienne à votre domicile pour évaluer les risques ?

— J'ai déjà vérifié tout ça. Il n'y a pas de fils qui traînent, maman porte des pantoufles à semelles antidérapantes pour ne pas glisser, et il n'y a pas de tapis sur lequel elle pourrait trébucher, déclara la fille de Mme Townsend.

— C'est excellent, dit Gemma. Il ne s'agit pas seulement

des dangers visibles mais de la manière dont l'espace est agencé et pourrait être amélioré. On pourrait vous suggérer de rehausser le fauteuil pour que votre mère puisse se lever plus facilement, ou de mettre une barre d'appui à côté des toilettes ou de la baignoire. On peut aussi installer une alarme à porter autour du cou, madame Townsend, afin que vous puissiez obtenir de l'aide très rapidement en cas de chute.

— Je ne veux pas porter quelque chose autour du cou ! protesta la vieille dame. Je ne suis pas un chien !

— Bien sûr que non, madame Townsend ! dit Gemma. Mais vous avez fait quelques chutes, et votre fille s'inquiète pour vous, tout comme je m'inquiéterais si cela arrivait à ma mère. Je paniquerais à l'idée qu'elle n'arrive pas à se relever et doive attendre qu'on lui vienne en aide !

La fille de Mme Townsend hocha la tête.

— C'est ma plus grande peur. Maman, si je savais que tu peux appeler les secours dès que c'est nécessaire, je serais rassurée.

— J'imagine que vous avez raison, souffla Mme Townsend, mais je ne veux pas perdre mon indépendance.

— Une alarme vous donnerait un peu plus d'indépendance parce que votre fille ne vous surveillerait plus autant, fit gentiment valoir Gemma.

Mme Townsend accepta.

— D'accord. Je vais essayer…

À midi, Gemma proposa à Oliver d'aller déjeuner sur les falaises.

— Tu voulais me parler de quelque chose ? demanda-t-il.

— J'ai vu une patiente de quatre-vingt-un ans ce matin. Elle est diabétique et a fait quelques chutes. Depuis un moment, je pense que nous devrions mettre en place des entraînements à l'équilibre pour nos patients âgés. Disons un cours de six semaines dispensé par des kinés. Ce serait une bonne prévention et cela éviterait les chutes et les fractures, toujours difficiles à cet âge.

— C'est une bonne idée. Certains de mes patients à Londres ont appris les bases en groupe, dit Oliver, et ont pu continuer chez eux ensuite.

— Je pensais à des exercices sur chaise, précisa Gemma. Un échauffement, un travail d'équilibre et un entraînement d'endurance. Une de mes amies, qui gère la salle de sport locale, m'a dit que leur studio n'était pas beaucoup utilisé pendant la journée. On pourrait peut-être réserver un créneau ?

— Pourquoi pas ? Veux-tu que je t'aide à faire une proposition à Caroline, avec une analyse coûts-avantages ?

— Ce serait bien.

— OK. Es-tu libre ce soir ? demanda-t-il.

— Désolée, le mardi, j'ai cours de danse avec Claire…

— Viens dîner jeudi soir, alors, proposa-t-il. Je ferai la cuisine.

— Tu sais cuisiner ?

— Ne sois pas si surprise ! J'ai réussi à survivre à mes propres préparations pendant les dix dernières années environ.

— Très bien, compte sur moi. 19 heures, ça va ?

— C'est parfait.

— Au fait, as-tu effectué les prélèvements de Mme Brown ? lui demanda Oliver dans la salle du personnel, le lendemain.

— Le test bactérien n'a révélé que la flore cutanée habituelle, dit-elle, mais le test viral était positif pour le HSV1. Ma pauvre patiente était horrifiée, même si je lui ai expliqué que c'était le virus de l'herpès simplex qui provoque l'herpès labial, et non la maladie sexuellement transmissible, expliqua Gemma.

— Deux tiers de la population sont porteurs du HSV1, dit Oliver. La plupart du temps, il reste inactif, mais on peut avoir une poussée à cause du soleil, d'un rhume ou d'un pic de stress.

— Je lui ai prescrit un traitement antiviral, dit Gemma. Comme elle continue à se gratter, je lui ai conseillé de continuer à mettre des compresses froides et l'ai adressée à un dermato. Et toi, comment s'est passée ta matinée ?

— Entorses, foulures et rhume des foins ! résuma-t-il. Et un cas d'asthme que je veux surveiller.

Gemma avait échangé son jour de congé habituel, cette semaine-là, afin de pouvoir faire le saut en parachute ; elle était trop occupée pour une pause-déjeuner, mais Oliver lui envoya un SMS dans l'après-midi pour vérifier que leur dîner était toujours d'actualité.

Elle apporta une bouteille de vin blanc et du fromage.

— J'ai pensé que tu préférerais ça aux chocolats, dit-elle. C'est un fromage artisanal local.

— Parfait. J'adore le fromage, dit Oliver avec un sourire. Mais ce n'était pas nécessaire. Entre…

Même si Oliver ne louait l'endroit que pour quelques mois, il avait pris soin d'y ajouter quelques touches personnelles : il y avait des photos sur la cheminée et quelques journaux sur la table basse.

— Tu permets ? demanda-t-elle en faisant un geste vers la cheminée.

— Bien sûr. Tu reconnaîtras facilement mon jumeau et mes parents.

Il ne plaisantait pas en disant que Rob et lui se ressemblaient comme deux gouttes d'eau. Le seul critère qui lui permettait de les distinguer sur les photos était que Rob avait les cheveux plus courts, avec une coupe presque militaire. Mais, bizarrement, seuls les clichés d'Oliver faisaient bondir son cœur.

— Comme tu es venue à pied, je peux t'offrir un verre de vin ?

— Oui, merci, dit-elle en jetant un dernier coup d'œil aux photos de famille.

Les jumeaux et leurs parents avaient l'air si proches, si semblables à la famille dont elle rêvait et qu'elle avait eue autrefois !

Chassant sa nostalgie, elle le suivit dans la cuisine, où il avait installé une petite table bistro pour deux.

— Ça sent merveilleusement bon, ici ! Puis-je faire quelque chose pour t'aider ?

— Assieds-toi, dit-il en souriant, avant de sortir une cocotte du four. C'est un risotto au poulet, aubergine et artichaut.

Il servit son plat avec une salade de tomates au vinaigre balsamique.

— C'est vraiment délicieux, dit-elle après avoir goûté une bouchée. Je peux te demander la recette ?

Il lui sourit.

— C'est une recette inratable trouvée sur Internet. Je t'enverrai le lien. Alors, comment ça s'est passé à la salle de sport ?

— Plutôt bien. Melanie, la propriétaire, aime l'idée de rendre service à la communauté, et elle a quelques créneaux libres dans la matinée. Elle est prête à suivre une formation pour s'assurer qu'elle donne le cours correctement. Elle a suggéré de proposer un tarif réduit pour ceux qui veulent participer.

— De mon côté, ajouta Oliver, j'ai collecté quelques chiffres montrant à quel point l'entraînement de la force et de l'équilibre réduit le risque de chute. On peut visualiser les économies réalisées entre le paiement d'un cours préventif et le traitement des patients après une chute.

— C'est génial ! Caroline revient cette semaine, alors je vais attendre la semaine prochaine avant de lui en parler. Mais peut-être pourrions-nous alors la voir ensemble et lui présenter le projet ?

— Ça me convient très bien, dit Oliver avant de lever son verre.

6.

Le vendredi matin, il faisait un temps splendide. Gemma, qui craignait que l'événement soit annulé en raison de la pluie, était rassurée, mais en même temps elle sentait la nervosité la gagner.

Aujourd'hui, elle allait sauter d'un avion, à plus de deux mille mètres d'altitude ! Certes, c'était un saut en tandem et le parachutiste expérimenté aurait le contrôle… mais c'était quand même une longue, longue descente.

Elle se doucha, puis s'habilla de vêtements amples et confortables et mit des baskets, en accord avec les instructions de l'école de parachutisme. Son téléphone ne cessait de vibrer car elle recevait une foule de messages d'encouragement. Oliver aussi lui souhaitait bonne chance, mais elle ne vit rien de la part de ses parents. Ils ne se manifestaient pas lorsqu'elle participait à une collecte de fonds. Allaient-ils s'adoucir et tenter un rapprochement ? Probablement pas. Mais elle ne voulait pas les laisser tomber. Elle devait à Sarah de tenter de réunir leur famille.

Même si elle avait l'estomac noué, elle se força à manger un bol de porridge. Comme elle approchait de sa voiture, elle remarqua qu'elle avait un pneu crevé. Oh ! non ! Il lui faudrait une éternité pour le réparer. Si elle appelait un taxi, arriverait-elle à l'aérodrome à temps ? Désemparée, elle tapa du pied sur le rebord du trottoir…

— Tout va bien, Gemma ?

Elle leva les yeux et découvrit Oliver en tenue de jogging.

— Je t'emmène ! proposa-t-il dès qu'il découvrit le problème.

— Mais…

— C'est mon jour de congé. Tout ce que j'avais prévu de faire aujourd'hui, c'était d'aller courir et de nettoyer la maison. Les deux peuvent attendre.

— Merci, dit-elle. Tu me sauves la vie !

— Suis-moi, je dois passer chez moi me changer et on y va !

Quelques instants plus tard, il s'installa au volant.

— Tu peux mettre le code postal de l'aérodrome dans le GPS ?

— Bien sûr.

Sa nervosité devait transparaître dans sa voix, car il demanda :

— Ça va ?

— Oui… Enfin, non. J'essaye de ne pas penser aux statistiques de chutes.

— Très faibles, dit-il. D'après mon jumeau, moins d'une personne sur trois mille se fait une entorse à la cheville en sautant en parachute. Tu t'en sortiras très bien. Pense à l'argent que tu vas récolter !

Ses paumes étaient moites et elle avait mal au ventre. Mais elle ne pouvait pas reculer maintenant.

— Merci de m'avoir accompagnée, dit Gemma quand ils arrivèrent à l'aérodrome. J'ai des scrupules à te faire renoncer à ton jour de congé.

— Pas de problème, répondit-il. Je suis surpris que Claire ne soit pas venue avec toi.

— Elle voulait le faire, mais vendredi est un jour de pointe à la boulangerie et elle n'a pas pu se faire remplacer. Ce n'est pas grave.

Il crut voir une étincelle de peur briller dans ses yeux.

— Hé ! Tu es Gemma Baxter, la superstar du village, et tu peux le faire. Tu peux tout faire ! s'exclama-t-il avant de l'entourer de ses bras et de la serrer fort contre lui. Va vite t'équiper, maintenant !

Gemma ne savait pas si la poussée d'adrénaline qu'elle ressentait était due à ce qu'elle s'apprêtait à faire ou au fait qu'Oliver l'avait prise dans ses bras, mais en enfilant sa tenue elle se sentait plus audacieuse que jamais.

Oliver prit son téléphone et la photographia.

— Il faut immortaliser cet exploit, dit-il. Parfait. Je serai là pour t'applaudir quand tu atterriras.

Gemma suivit l'instructeur et monta à bord de l'avion, qui lui sembla incroyablement petit.

— Nous allons vous attacher à moi, expliqua l'instructeur.

Pendant les quinze minutes nécessaires pour faire monter l'avion à dix mille pieds, l'instructeur vérifia le matériel et lui donna les consignes finales. Puis, tout à coup, la porte s'ouvrit sur le vide.

Une bouffée de vent froid envahit l'avion, et Gemma sentit un frisson courir dans tout son corps. Elle s'assit près de son instructeur, prête à sauter. Les champs en contrebas ressemblaient à un patchwork d'or et de vert, et les nuages s'effilochaient au-dessous d'eux.

— Un, deux, trois, c'est parti ! s'écria l'instructeur.

Ils basculèrent en avant. La tête en bas, ils plongèrent vers le sol en chute libre.

Même si Gemma savait qu'ils tombaient à grande vitesse, elle se sentait en apesanteur, et avait l'impression de flotter dans l'air. L'instructeur lui tapa sur l'épaule, et elle décroisa les bras, qu'elle ramena devant elle comme on le lui avait montré au sol.

C'était incroyablement bruyant.

Et follement exaltant.

Le cameraman qu'elle avait engagé pour prendre une vidéo du saut leva le pouce dans sa direction.

Elle était vraiment en train de sauter en parachute !

Elle forma un cœur avec ses doigts afin de rappeler à tous la cause qu'elle défendait, puis cria :

— Sarah, c'est pour toi !

Même si personne ne pouvait l'entendre, cela lui fit du bien.

Quand le moniteur ouvrit le parachute, au lieu de la secousse à laquelle elle s'attendait, elle eut l'impression d'une montée douce et régulière. Il leur fallut environ cinq minutes pour atteindre la terre ferme. Comme on le lui avait enseigné plus tôt, elle leva les genoux. Le sol se précipita vers eux, mais l'atterrissage s'effectua en douceur, la toile flottant doucement derrière eux, et l'équipe au sol les rejoignit pour les aider à retirer leur harnais.

— Bravo ! Sais-tu combien tu as collecté d'argent ?

— À moins que quelqu'un n'ait fait un don pendant que j'étais dans les airs…

Elle leur annonça le montant, tout sourire. Tout le monde avait été si généreux !

— Tu as été géniale ! s'écria Oliver.

— Merci. Désolée, je suis encore sous le coup de la montée d'adrénaline. Je ne suis pas sûre d'être en état d'avoir une conversation…

Ce n'était pas la seule raison. La proximité d'Oliver la troublait également au plus haut point.

— Tu as été si courageuse.

— J'avais les mains moites, mon cœur battait la chamade et j'ai cru que j'allais m'évanouir dans l'avion. Même si je savais qu'il n'y avait aucun danger, j'étais terrifiée. Le moment où l'on s'assoit, juste avant de se jeter dans le vide…

— Ça a l'air horrible. Mais tu l'as fait.

Elle retira son matériel, alla récupérer le lien de sa

vidéo afin de pouvoir le partager avec tous ceux qui l'avaient soutenue, puis envoya un SMS pour annoncer qu'elle avait réussi.

— Alors, que veux-tu faire, maintenant ? demanda Oliver.

— Rentrer chez moi. Il faut que je change cette roue.

— Tu sais quoi ? Si tu m'offres un bon croque-monsieur, je m'en charge.

— Mais tu m'as déjà sauvé la vie une fois aujourd'hui. J'ai l'impression de profiter de toi…

Comprenant que cette expression était pour le moins ambiguë, Gemma se sentit rougir.

— Ce n'est pas le cas, répondit-il simplement.

Rêvait-elle, ou était-il légèrement mal à l'aise, lui aussi ? Se souvenait-il de ce baiser sur la plage et se demandait-il comment ce serait de recommencer ?

— Au contraire, ajouta-t-il, tu me rends service car je peux remettre à plus tard mes propres corvées.

— Peut-être que je peux faire quelques corvées pour toi en échange, alors ?

— Cinq chemises repassées pour un pneu réparé, par exemple ?

— Marché conclu ! dit-elle. Récupérons ton repassage sur le chemin du retour.

Ce soir-là, lorsque Gemma se rendit au pub pour retrouver ses amis et collègues, tout le monde vint la féliciter dès qu'elle eut passé la porte. Accolades, offres de parrainage et verres de prosecco… L'enthousiasme était communicatif. Quand le patron prit l'adresse de son site web et montra le saut en parachute sur le grand écran de télévision du pub, tout le monde applaudit.

Bien que la salle soit bondée, elle sentit qu'Oliver s'approchait d'elle.

— Tu as été incroyable ! lança-t-il.

Pourquoi diable n'avait-elle pas remarqué avant à quel point ses yeux étaient bleus, et sa bouche, magnifique ?

— Tout ce que j'ai fait, c'est sauter d'un avion. Et les gens ont été si généreux ! Si l'argent récolté aide à la recherche et empêche une autre famille de perdre un être cher, je…

La gorge serrée, elle fut incapable de terminer sa phrase.

Il l'entoura de ses bras.

— Tu fais vraiment changer les choses, tu sais ?

Elle était si proche de lui qu'elle en avait le vertige : la chaleur de son corps, sa force, sa fragrance d'agrumes… Elle aurait voulu pencher la tête en arrière pour qu'il l'embrasse, mais hélas ils n'étaient pas seuls.

Il la lâcha, mais elle remarqua qu'il regardait sa bouche. Ressentait-il, lui aussi, cette étrange attirance ? Elle ne savait pas comment aborder le sujet. Pas ici, pas maintenant, en tout cas, mais à la première occasion elle lui proposerait… un vrai rendez-vous.

Gemma apprécia le reste de la soirée, mais, au moment de rentrer chez elle, elle eut un léger malaise, sur le parking du pub.

— Gemma ? Est-ce que tu vas bien ? demanda Oliver, qui l'avait rejointe.

— J'ai juste un peu la tête qui tourne, c'est tout.

Elle grimaça.

— J'ai sans doute bu un peu trop de prosecco. Les gens n'arrêtaient pas de remplir mon verre, et je n'y ai même pas pensé…

— Cela peut arriver à tout le monde, dit Oliver. Mets ton bras autour de ma taille et appuie-toi sur moi. Je vais te raccompagner.

— Merci. Et désolée d'être un fardeau. J'ai un peu honte de moi…

Quand elle appuya la tête contre son épaule, elle perçut de nouveau des notes d'agrumes.

— Tu es si gentil…

— Ce sont les bulles qui parlent ! lança-t-il. Viens, je te ramène.

Quand ils arrivèrent à son appartement, il lui demanda ses clés, ouvrit sa porte et la fit entrer.

— Je vais te faire une tasse de thé. Tu dois te réhydrater un peu, ou tu te sentiras mal demain matin. Avec du lait, et sans sucre, d'accord ?

— Parfait.

Lorsqu'il retourna dans le salon avec deux mugs de thé, Gemma était profondément endormie sur le canapé. Dépité, il posa les boissons sur la table basse. Et maintenant ? Il remarqua un plaid posé sur le dossier du canapé. Il pouvait l'en couvrir et la laisser dormir, mais elle se réveillerait probablement avec un torticolis, ainsi qu'une violente migraine. Ou, mieux, il pouvait la porter jusqu'à son lit.

Il la souleva, mais elle ne se réveilla pas. Elle se blottit contre lui, chaude et douce, et il perçut dans ses cheveux une fragrance de rose et de vanille qui lui donna envie de la serrer plus fort…

Une fois dans sa chambre, il écarta la couette, l'allongea sur le lit, lui enleva ses chaussures et la borda. Puis il ferma les rideaux et regagna le salon.

Il envisagea de partir et lui laisser un mot, mais il n'avait pas vraiment envie de la laisser seule. Si quelque chose arrivait, il ne se le pardonnerait jamais.

Le canapé était trop court pour qu'il puisse s'y allonger, mais il avait assez souvent dormi sur des canapés inconfortables lorsqu'il était étudiant ! Le plus important était que Gemma soit en sécurité.

— Bonjour…

Gemma ouvrit un œil. Oliver se tenait à côté de son lit, avec une tasse de café et un grand verre d'eau.

Que faisait-il ici ? Elle ne se souvenait pas très bien de la fin de la soirée, hier. Oh ! non ! S'était-elle jetée à sa tête ? Pourvu qu'elle ne se soit pas comportée comme elle avait pris l'habitude de le faire durant la terrible année qui avait suivi la mort de Sarah. Si c'était le cas, elle en mourrait de honte…

— Je suis désolée, balbutia-t-elle avant même qu'il ait pu dire un mot. Ce que j'ai fait ou dit la nuit dernière, eh bien…

— Tu t'es endormie sur ton canapé pendant que je te faisais une tasse de thé, alors je t'ai mise au lit et je me suis installé dans le salon. C'est tout.

Elle ne savait pas si elle devait être soulagée, reconnaissante ou mortifiée. Il était resté pour garder un œil sur elle !

— Merci d'avoir veillé sur moi.

— Assieds-toi et bois un peu d'eau, dit-il. Tu te sentiras mieux.

Tout en grimaçant intérieurement, elle fit ce qu'il lui suggérait, et en effet cela lui fit du bien.

— Je suis vraiment désolée, répéta-t-elle. D'habitude, je ne bois pas plus de deux verres de vin. Je ne sais pas ce qui s'est passé hier soir.

— Tu étais très sollicitée, et on remplissait ton verre pendant que tu parlais, expliqua-t-il. En plus, tu étais encore sous le coup de ton saut, ce qui a accentué les effets de l'alcool, je crois.

— Allons dans la cuisine manger un toast, proposa-t-elle.

Un comprimé de paracétamol, un café et trois tranches de pain grillé plus tard, Gemma se sentait de nouveau d'aplomb, et elle avait mis de l'ordre dans ses idées.

— Merci encore de t'être si bien occupé de moi hier soir. Je m'excuse si je me suis ridiculisée. Et…

Elle prit une profonde inspiration, puis ajouta :

— Je m'excuse si je me suis jetée sur toi.

— Tu ne t'es pas jetée sur moi, dit-il calmement. Qu'est-ce qui te fait croire ça ?

La question était légère, mais la vraie réponse le choquerait, elle en était sûre. Elle n'allait certainement pas admettre qu'il lui plaisait, car il lui avait clairement fait comprendre qu'il ne la voyait que comme une amie.

Ce qui signifiait qu'elle allait devoir se confier à lui. Lui raconter sa jeunesse mouvementée, et…

— C'est une longue histoire, murmura-t-elle. Quand j'avais dix-sept ans, j'ai eu une année un peu… difficile. Ma sœur venait de mourir et j'ai très mal vécu ce deuil. J'ai essayé de nombreuses façons de m'échapper. Je n'ai jamais pris de drogues ni fumé de cigarettes, et je n'ai jamais été très portée sur l'alcool, mais j'avais… un grand besoin d'affection, d'amour. J'ai commencé à collectionner les conquêtes. Cela a beaucoup nui à ma réputation.

Elle cherchait un moyen de chasser la douleur. De s'anesthésier pour oublier. Elle n'avait que dix-sept ans, et elle était si vulnérable !

Ollie la comprenait. À l'époque, les garçons de son âge ne réfléchissaient sans doute pas aux raisons qui la poussaient à se jeter dans leurs bras, trop heureux de profiter de l'aubaine… Pas étonnant que ce matin Gemma ait cru qu'ils avaient passé la nuit ensemble : elle avait manifestement déjà été abusée auparavant.

Il lui prit la main, puis la serra avant de la libérer, soucieux de ne pas se montrer trop insistant.

— Je suis désolé que tu aies vécu une période aussi difficile.

Elle haussa les épaules.

— C'était un peu ma faute…

— Tes parents n'ont pas essayé de t'aider ?

Le regard qu'elle lui lança était suffisamment éloquent pour qu'il n'insiste pas. De toute évidence, ses parents n'avaient pas été à la hauteur.

— Je suis désolé, dit-il. Je ne voulais pas me montrer indiscret.

— Mes parents souffraient, eux aussi. C'est assez difficile de soutenir un adolescent en crise, plus difficile encore quand on a le cœur brisé, dit-elle doucement. Mes parents se sont repliés sur eux-mêmes après la mort de Sarah. Je ne pouvais pas leur parler de quoi que ce soit, ni leur dire comment je me sentais, combien ma sœur me manquait, combien il était difficile de se lever le matin. Alors j'ai choisi l'évasion, la fuite… Mais je me trompais en croyant échapper ainsi à mes problèmes. Je n'ai fait qu'empirer les choses.

— As-tu sollicité un soutien psychologique ? demanda-t-il.

— J'ai suivi une thérapie au cours de ma première année d'université et cela m'a vraiment aidée, mais quand je l'ai suggéré à mes parents ils m'ont ignorée. Ils ne sont pas du genre à parler. Après leur départ d'Ashermouth Bay, je n'ai plus jamais vécu avec eux.

— Tu m'as dit que tu avais vécu chez ta meilleure amie et sa famille, à cette époque ?

Elle acquiesça.

— C'était l'année du bac. Claire était inquiète pour moi et jugeait mon comportement préoccupant. Elle en a parlé à sa mère, mais même Yvonne n'a pas réussi à m'atteindre. Jusqu'au jour des résultats : j'avais échoué dans toutes les matières. Claire m'a emmenée chez elle et m'a fait asseoir avec sa mère. Yvonne a dit qu'il était temps de réfléchir à un plan B et de me donner une chance de remettre ma vie sur les rails. Elle m'a dit qu'elle y avait réfléchi et qu'elle et son mari étaient d'accord pour que j'emménage avec eux. Je redoublerais ma terminale, et tout rentrerait dans l'ordre…

Ollie maudit en silence les parents de Gemma. Quelle que soit la dureté de la vie, quels que soient les obstacles qu'elle dressait sur votre chemin, on n'abandonnait pas son enfant comme ils semblaient l'avoir fait. Mais il était heureux que quelqu'un ait été là pour intervenir et aider.

— La mère de Claire semble être quelqu'un de bien.

— Elle l'est. Et ce qu'elle a fait pour moi… je veux le rendre, dit Gemma avec gravité. J'aimerais offrir à un adolescent en difficulté un endroit où rester. Un endroit où réfléchir à ce qu'il attend du reste de son existence. Je veux être quelqu'un qui ne juge pas les autres, quelqu'un qui offre une seconde chance et le soutien dont un jeune a besoin pour s'en sortir.

— Je ne te connais que depuis peu, mais cela me suffit pour savoir que tu serais formidable dans un tel rôle. Les autorités vont s'arracher tes services.

— Tu le penses vraiment ?

— Oh oui ! Merci d'avoir été si honnête avec moi. Je tiens à te rassurer : je ne parlerai à personne de ce que tu m'as confié.

— Presque tout le monde dans le village connaît mon histoire, répondit-elle avec un sourire. Heureusement, personne ne semble m'en tenir rigueur aujourd'hui. Mais je te remercie.

— Gemma, je t'apprécie beaucoup et je pense que c'est réciproque. Nous sommes en train de devenir amis, mais…

Il prit une profonde inspiration.

— Je veux être plus que ça, tu sais. Peut-être qu'on pourrait essayer et voir comment les choses se passent.

— J'aimerais bien, répondit-elle simplement.

Pour la première fois depuis que Tabby avait rompu leurs fiançailles, il avait vraiment envie de s'engager de nouveau avec quelqu'un. Avec *Gemma.*

— Je vais te laisser le reste de la journée pour y réfléchir et te reposer, mais j'aimerais t'inviter à dîner, ce soir…

— Non, c'est moi qui veux t'inviter. Je vais réserver une table et je te fais savoir à quelle heure je viendrai te chercher.

— Quelle autorité ! lança-t-il, amusé. D'accord. Mais je te retrouve ici. La marche me fera du bien. Tu me diras à quelle heure.

Elle lui offrit son plus beau sourire.

— C'est d'accord, alors à plus tard !

En la quittant, il se sentit pousser des ailes. Peut-être Gemma et lui pourraient-ils guérir ensemble de leur passé, et aller de l'avant ensemble ? Il l'espérait de toute son âme. Ce soir, en tout cas, ils franchiraient un pas.

7.

Une fois Oliver parti, Gemma prit une douche et se lava les cheveux, ce qui lui fit beaucoup de bien.

Puis elle réfléchit à ce qui s'était passé ce matin. Quand Oliver lui avait confié son désir de l'inviter ce soir, elle s'était sentie à nouveau légère et insouciante, et elle se surprit à attendre leur rendez-vous avec impatience. L'endroit où elle voulait l'emmener dîner était généralement réservé des semaines à l'avance, mais elle tenta sa chance et appela.

— Vous avez été bien inspirée, lui dit le manager. Je viens de recevoir une annulation. Je peux vous donner une table pour deux, à 20 heures.

— C'est parfait !

Elle décida de voir dans ce hasard un bon présage, et envoya un SMS à Oliver.

J'ai réussi à avoir une table pour 20 heures Je passe te prendre à 19 h 30 ?

Il répondit immédiatement.

19 h 30, c'est parfait. Je viendrai à pied jusque chez toi.

Gemma sentit son sang bouillir dans ses veines en découvrant le petit émoticône qui accompagnait ce message. Il lui avait envoyé un baiser par texto ! Et s'il l'embrassait *vraiment*, ce soir ?

Pour tromper son impatience et calmer son esprit survolté, elle décida d'aller au cimetière.

— Salut, Sarah… J'ai rencontré quelqu'un. Il te plairait, confia-t-elle en arrangeant les fleurs dans le vase posé sur la tombe de sa sœur. Son ex a été très dure avec lui et lui a brisé le cœur. Il est encore tôt, mais nous allons voir comment notre relation évolue… Tu me manques, Sarah. J'aimerais que tu sois là pour me conseiller sur ma tenue de ce soir, tu sais…

Mais sa petite sœur serait toujours avec elle dans son cœur, elle le savait, et cela suffit à la rasséréner.

— Je t'aime, dit-elle doucement, avant de rentrer chez elle.

Gemma se maquilla avec soin ce soir-là, et mit sa petite robe noire préférée. À 19 h 30 précises, la sonnette retentit. Elle appuya sur le bouton de l'interphone.

— Salut, Gemma. C'est Oliver. Je peux monter ?

— Bien sûr.

Son cœur manqua un battement quand elle ouvrit sa porte d'entrée. Elle avait déjà vu Oliver en blouse de travail et en jean à l'extérieur du cabinet, mais quand il s'habillait pour sortir c'était autre chose ! Ce soir, il portait un pantalon noir, des chaussures de ville bien cirées et une chemise de lin blanche qui faisait vraiment ressortir la couleur de ses yeux.

— Vous êtes très élégant, docteur Langley, dit-elle avec admiration.

Il fit courir sur elle un regard appréciateur.

— Tu n'es pas mal non plus, Gemma, répondit-il. Tes cheveux sont magnifiques.

— Merci.

À sa grande surprise, il lui tendit un bouquet de tournesols.

— Ils sont superbes ! Tu savais que c'étaient mes fleurs préférées ?

— Facile ! Il y a des tournesols partout chez toi !

Elle fut impressionnée. Ceux avec qui elle était sortie dans le passé n'avaient jamais été attentifs à ce genre de détails. Les rares hommes qui lui avaient acheté des fleurs avaient choisi des roses rouges – un choix sûr, mais somme toute assez banal.

— Alors, où allons-nous ce soir ? demanda-t-il en la suivant dans la cuisine, où elle cherchait un vase.

— Au Phare. C'est un restaurant qui se trouve dans un village voisin. Comme son nom l'indique, il s'agit d'un ancien phare transformé en bar-restaurant. C'est le paradis des gourmets, et j'espère que tu l'apprécieras. En plus, la vue est superbe.

— Ça a l'air génial ! dit-il.

— Tu es d'accord pour que je t'emmène ?

Il rit.

— Mais oui, pourquoi pas ? Je ne suis pas macho, tu sais…

Gemma se gara devant une bâtisse qui ressemblait en effet à un phare, mais, lorsqu'ils franchirent la porte d'entrée, il s'aperçut qu'un mur entier avait été remplacé par une grande baie vitrée donnant sur la mer.

— Ça veut dire que nous allons voir le coucher de soleil ?

— Je pense, oui ! Le ciel et la mer sont toujours très beaux, par ici.

Une fois qu'ils furent assis, il demanda :

— Que me recommandes-tu ?

Elle jeta un coup d'œil au tableau noir et sourit.

— Le soufflé au crabe est au menu. C'est parfait pour l'entrée, dit-elle. Pour le plat principal, j'aime tout, mais je pense qu'il vaut mieux prendre du poisson, car il est délicieux. Et pour finir, puisque tu n'aimes pas le sucre, je te conseille le plateau de fromages, dit-elle.

Il commanda les mêmes plats qu'elle. Les portions étaient généreuses, et la nourriture, excellente, mais la compagnie était meilleure encore. Il se sentait plus détendu avec Gemma qu'il ne l'avait été depuis des années. C'était étrange, il n'avait pas cherché à rencontrer quelqu'un, et pourtant il était là, en train de dîner avec une femme qui le faisait rêver. Une femme qu'il avait envie d'embrasser. Une femme qui lui donnait l'impression que le soleil brillait au milieu d'une tempête…

Et ce soir il avait une chance d'apprendre à mieux la connaître…

— Quand tu ne te jettes pas d'un avion pour collecter des fonds, que fais-tu pour t'amuser ?

— Je joue avec ma filleule, répondit-elle. J'ai mon cours de danse le mardi soir ; si Yvonne organise un atelier d'artisanat le soir ou le samedi après-midi, j'y vais pour l'aider. Parfois, je passe une soirée avec mes amies autour d'un film et d'un verre de vin. Et toi ?

— Je cours tous les matins avant d'aller au travail. À Londres, j'avais l'habitude de courir le long du Regent's Canal, et ici je peux faire mon jogging sur la plage.

Ollie y trouvait toujours beaucoup de plaisir ; le bruit de la mer l'apaisait et chassait tous ses soucis.

— Quand Rob était à Manchester, et moi, à Londres, nous jouions aux échecs en ligne, mais comme nous vivons désormais plus près l'un de l'autre nous pouvons nous retrouver pour jouer. Aucun de mes amis proches à Londres n'a d'enfant, alors le week-end nous nous retrouvons pour aller voir un match de rugby ou de cricket.

Elle sourit.

— Je comprends qu'on aime le jogging, mais le cricket, pas vraiment. C'est trop long !

— Et le rugby, tu aimes ?

Elle fronça le nez.

— Désolée. Je ne suis pas fan des sports de contact. Sans doute est-ce par déformation professionnelle, mais je ne peux pas m'empêcher de penser à toutes les complications médicales – les déchirures de la coiffe des rotateurs, les entorses, les fractures et les cas d'herpès gladiatorum. Je vais m'en tenir à mes sages cours de danse, je crois…

Il aimait la lueur de taquinerie dans ses yeux.

— Bon. Nous avons donc établi que tu aimes le sucré, et moi, le salé ; j'aime le cricket et le rugby, et pas toi. Et la musique ?

— J'adore ! Surtout les musiques sur lesquelles on peut chanter et danser. Le problème, c'est que je chante horriblement faux ! Et toi ?

— J'aime beaucoup le rock, répondit-il. Rob et moi, nous voulions devenir des rock stars. Nous avons monté un groupe quand nous avions treize ans. Il était le chanteur et le guitariste, un de nos amis jouait de la batterie, et il m'a appris à jouer de la basse et à faire des harmonies. J'étais absolument nul. Et lui aussi.

— C'est cruel !

— Non, c'est la vie, dit-il en riant. Nous nous amusions bien, mais nos parents ont été soulagés quand nous avons abandonné. Puis Rob s'est essayé à grimper un mur d'escalade et s'est rendu compte que non seulement il aimait cela, mais qu'il était aussi très doué.

— Et toi, tu aimes grimper ?

— Escalader une paroi rocheuse abrupte, quand il pleut à verse et que seule une petite corde nous sépare du vide ? Non, ce n'est vraiment pas mon truc. Je préfère jouer aux échecs !

— Dis-moi… Où as-tu appris à faire de la magie ? J'ai été très impressionnée quand tu as fait apparaître une pièce derrière l'oreille de ce petit garçon !

— Durant mon internat en pédiatrie. Le chef de service

m'a convaincu qu'un tour de magie était le meilleur moyen de distraire un enfant et de diminuer son stress. Il y a celui de la pièce de monnaie et, pour les plus grands, celui de l'enveloppe. C'est très pratique lorsqu'on doit faire une prise de sang, ou un examen un peu douloureux.

— Tu me l'apprendras ? demanda-t-elle.

— Oui, bien sûr ! J'espère que je ne l'ai pas oublié, car je ne l'ai pas fait depuis un certain temps.

Une fois le repas terminé, Gemma s'excusa pour aller régler l'addition afin d'éviter toute discussion avec Oliver.

— Merci pour le dîner, dit-il en quittant le restaurant. La prochaine fois que nous ferons quelque chose ensemble, c'est moi qui t'inviterai !

Il y aurait donc bien une prochaine fois ? Soudain, elle sentit son espoir renaître.

— Ce serait bien, répondit-elle avec un sourire. On va regarder la mer une dernière fois ?

Ils marchèrent jusqu'au bord de la falaise, la main dans la main. Les couleurs vives du coucher de soleil s'estompèrent pour laisser place à une lueur rosée ; la lune n'était plus qu'un minuscule croissant dans le ciel assombri.

— Il y a Jupiter, dit Gemma, en montrant la planète la plus brillante, et Mars. Si tu regardes à l'est tôt le matin, tu verras Vénus.

— À Londres, je n'ai jamais vraiment pu voir le ciel correctement, mais ici c'est magique…

N'écoutant que son instinct, il pencha la tête et l'embrassa. Doucement, d'abord, puis avec une fougue à laquelle elle répondit.

Quand Oliver rompit leur baiser et s'écarta d'elle, elle soutint son regard. Ses pupilles étaient dilatées, et ses yeux semblaient presque noirs dans le crépuscule.

Elle s'approcha pour effleurer sa bouche, et fit courir son index sur sa lèvre inférieure.

Quand il mordilla doucement son doigt, Gemma sentit le souffle lui manquer.

— Gemma, dit-il d'une voix rauque, je ne m'attendais pas à ce que ça arrive... comme ça. Mais je ne le regrette pas.

— Moi non plus, murmura-t-elle, aussi troublée que lui.

C'était fou. Elle savait qu'il n'était là que temporairement, et qu'il retournerait à sa vie londonienne une fois son remplacement terminé et son jumeau remis de la transplantation. Comment pouvait-elle se montrer aussi imprudente, et risquer d'avoir le cœur brisé, comme cela lui était déjà arrivé si souvent ?

— Nous devrions rentrer, déclara-t-elle tout à coup.

— Oui, si tu veux.

Il lui tint la main jusqu'à la voiture, puis l'embrassa de nouveau avant qu'elle n'ouvre la portière.

Gemma les conduisit jusqu'à Ashermouth Bay et se gara devant son cottage.

— Veux-tu entrer prendre une tasse de café ? proposa Ollie.

Se montrait-il poli, ou voulait-il vraiment passer plus de temps avec elle ? Devait-elle rester ou partir ?

— Gemma ? dit-il, la ramenant à la réalité.

— Volontiers.

Il prit sa main et déposa un baiser contre sa paume.

Ce geste, d'une douceur inattendue, eut raison de ses dernières réticences.

Une fois dans le salon, il brancha son téléphone à un haut-parleur.

— Tu choisis de la musique pendant que je te fais un cappuccino ?

— Et dire que je t'ai donné du café instantané, alors que tu as un percolateur ! gémit-elle.

— La machine à café est une invention brillante, lança-t-il en riant.

Elle choisit une playlist de musique douce et le suivit dans la cuisine.

Ses mouvements étaient habiles et sûrs, et son cappuccino, parfait.

— Si jamais tu te lasses de la médecine, tu pourrais faire un bon barista, dit-elle en souriant.

Quand ils furent assis sur le canapé, elle laissa échapper un soupir las et dit :

— Je ne vais pas m'attarder. J'ai un programme très chargé, demain.

— Ah oui ? Quels sont tes projets pour le reste du week-end ? demanda-t-il tandis qu'elle sirotait son cappuccino.

— Demain matin, je vais m'entraîner pour la course cycliste sponsorisée, pour voir quelle distance je peux parcourir en deux heures et demie. Mais je suis libre l'après-midi, si tu veux faire quelque chose.

— Peut-être que nous pourrions aller marcher, suggéra-t-il.

— Ce serait bien. Dans la baie voisine, il y a un château en ruine que l'on peut visiter. La plage est vraiment très agréable.

— Super. Quelle heure te conviendrait ? demanda-t-il.

— 15 heures ?

— Je viendrai te chercher.

Lentement, il se pencha vers elle et l'embrassa.

— Merci pour cette soirée. Je me suis bien amusé.

— Moi aussi…

— Fais de beaux rêves. À demain, ajouta-t-il avant de lui voler un dernier baiser.

Le dimanche matin, Gemma fit une longue promenade à vélo, après avoir réglé une alarme sur sa montre pour savoir quand faire demi-tour. De retour chez elle, elle découvrit avec plaisir qu'elle avait parcouru trente-cinq kilomètres, ce qui signifiait qu'elle avait presque atteint son objectif. Si elle continuait à faire des petits trajets pendant la semaine et des trajets plus longs le week-end, elle serait probablement prête pour la course sponsorisée de soixante-quinze kilomètres.

L'après-midi, Oliver vint la chercher à 15 heures, et ils s'engagèrent sur un sentier qui menait du haut des falaises jusqu'à la plage.

— C'est parfait, ici, déclara-t-il. Un vrai paradis !

La plage était calme ; des enfants munis de seaux et de pelles construisaient minutieusement des châteaux de sable et quelques familles pique-niquaient. Au loin, des chiens couraient sur le sable mouillé, récupérant des balles qu'ils venaient déposer aux pieds de leurs maîtres, et quelques couples marchaient sur le rivage.

Gemma retira ses chaussures et les mit dans son sac.

— Il y a assez de place pour tes chaussures, si tu veux, dit-elle à Oliver. Il n'y a rien de plus agréable que de marcher sur le sable humide.

— D'accord, laisse-moi porter le sac.

Ils remontèrent leur jean jusqu'aux genoux, puis flânèrent le long du rivage. La mer était délicieusement fraîche contre leur peau dans la chaleur de l'après-midi.

— C'est mon idée d'un après-midi parfait, confia soudain Oliver.

Elle lui sourit.

— Tout à fait d'accord !

Ils n'avaient pas besoin de parler ; marcher ensemble, la main dans la main, était suffisant. Oliver lui semblait si familier qu'elle avait l'impression de le connaître depuis des années, pas seulement depuis quelques semaines. Gemma ne se rappelait pas s'être jamais sentie aussi détendue avec un homme. Il lui avait fallu un certain temps pour comprendre pourquoi, mais maintenant elle savait.

Elle lui faisait confiance.

Il l'avait vue peu à son avantage, et ne l'avait pas rejetée. Il n'avait pas profité d'elle non plus, au contraire, il avait pris soin d'elle. Il l'avait protégée…

Tout à coup, alors qu'elle laissait son regard errer vers le large, elle remarqua quelque chose d'étrange.

— Oliver, tu vois ces deux garçons qui nagent, là-bas ? Ils ont l'air d'avoir des problèmes.

Il suivit son regard.

— Tu as raison. Il y a des courants d'arrachement ici ?

— Heureusement, pas dans cette baie, dit-elle. Mais il n'y a pas de sauveteurs sur cette plage. Je vais aller voir, d'accord ?

Lorsqu'elle le vit sur le point de protester, elle lui rappela gentiment qu'il était encore en convalescence.

— Si tu fais trop d'efforts ou que tu as une infection, tu le regretteras.

L'un des garçons luttait pour rester à flot, s'immergeant complètement de temps en temps ; l'autre avait l'air paniqué, et aucun d'eux ne lui fit signe.

— J'y vais ! Appelle l'ambulance !

Elle courut jusqu'au boîtier orange contenant la bouée de sauvetage, puis s'élança dans les flots.

L'eau était plus froide qu'elle ne l'aurait cru. Elle nagea jusqu'aux garçons, mais, dans le court laps de temps qu'il lui fallut pour les rejoindre, l'un d'eux avait sombré à nouveau, et cette fois il n'était pas réapparu.

Elle plongea sous les vagues et réussi à le remonter à la surface.

— Tu es en sécurité, dit-elle. Ne te débats pas. Je te ramène sur le rivage.

Elle s'éloigna un peu, puis lança à l'autre garçon :

— Je sais que tu as peur et que tu es très fatigué, mais

attrape cet anneau et essaye de me suivre jusqu'au rivage. Continue à avancer et concentre-toi. Je reviendrai te chercher et t'aider, mais je dois d'abord m'occuper de ton ami.

— C'est mon frère, dit le garçon, affolé. Il s'appelle Gary.

Gemma le rassura.

— Je vais le ramener sur le rivage tout de suite. Tu n'es pas tout seul. Essaye de te rapprocher de la plage jusqu'à un endroit où tu as pied et respire lentement. Je reviens te chercher.

Elle se concentra sur Gary et le hissa jusqu'à la plage. Ollie était là, entouré de quelques badauds.

— L'ambulance arrive, précisa-t-il.

— Bien. Ce garçon s'appelle Gary. Son frère tente de regagner le rivage. Il a une bouée de sauvetage mais j'ai dit que je retournerais l'aider.

— Je vais y aller, déclara l'un des hommes. Je suis bon nageur. Oliver a dit que vous étiez tous les deux des professionnels, donc on aura besoin de vous ici.

— Merci.

Pendant que Gemma parlait, Oliver s'était penché vers le noyé et lui secouait doucement l'épaule.

— Gary ? Est-ce que tu m'entends ? Ouvre les yeux.

Le garçon ne répondit pas. Ce n'était pas bon signe.

Oliver pencha la tête du garçon en arrière et lui souleva le menton.

— Je vais commencer la réanimation ! lança-t-il après avoir constaté qu'il ne respirait plus.

Il fit quelques compressions thoraciques, puis commença le bouche-à-bouche.

— Allez, Gary, respire ! murmura-t-elle, avant de s'adresser à Oliver. Laisse-moi prendre le relais. On va se partager le travail.

L'autre garçon, qui avait réussi à regagner le rivage, se précipita vers eux.

— Mon frère va bien ? Il ne va pas mourir, n'est-ce pas ?

— J'espère que non ! dit Oliver. Peux-tu nous dire ce qui s'est passé ?

— On nageait. Pas très loin, parce qu'on n'est pas idiots ! On voulait juste s'amuser un peu. Mais tout à coup Gary a coulé. Il m'a dit qu'il avait une crampe au pied et qu'il ne pouvait plus nager. J'ai essayé de l'attraper mais je n'ai pas réussi.

Le visage du garçon était livide.

— Il ne peut pas mourir. Il ne peut pas mourir. Nos parents ne me pardonneront jamais !

Gemma savait ce que ce jeune garçon ressentait, et elle tenta de le rassurer.

— On ne va pas le laisser mourir, dit-elle avant de reprendre les compressions.

L'homme qui avait aidé au sauvetage s'approcha, la bouée à la main :

— Je vais la remettre en place.

À ce moment-là, au grand soulagement de Gemma, Gary commença à tousser. Oliver l'aida à le mettre en position latérale de sécurité. Comme elle s'y attendait, le contenu de son estomac jaillit de sa bouche ; il semblait avoir avalé une énorme quantité d'eau salée. Mais au moins il respirait !

— Comment t'appelles-tu ? demanda Oliver au garçon plus âgé.

— Ethan.

— Ethan, une ambulance arrive. Tu devrais aller voir tes parents et récupérer tes affaires.

— Gary et moi sommes venus seuls ici. Nos parents voulaient aller visiter un jardin, mais nous avons préféré rester ici parce que les jardins, c'est ennuyeux ! Nous voulions juste jouer un peu !

Ethan s'interrompit, des sanglots dans la voix.

— Ne t'inquiète pas, dit Oliver. Gary va s'en sortir. Va chercher tes affaires et reviens ici, d'accord ?

D'autres baigneurs avaient apporté des serviettes et des couvertures, et, ensemble, Gemma et Oliver installèrent Gary en position de sécurité et le couvrirent pour le maintenir au chaud.

Le temps qu'Ethan revienne avec leurs affaires, les ambulanciers étaient là. Ils s'occupèrent aussitôt de Gary et le chargèrent dans l'ambulance.

— Tu as besoin d'être examiné, toi aussi, dit l'un des ambulanciers à Ethan. Viens. On va s'occuper de toi.

— On peut prévenir tes parents ? demanda Gemma.

— Non, je vais appeler ma mère… Merci, vous avez sauvé la vie de mon frère.

— La prochaine fois que tu te baigneras dans la mer, assure-toi de bien échauffer tes muscles avant d'entrer dans l'eau pour éviter les crampes, conseilla Gemma en lui prenant l'épaule. Prends soin de toi.

— Ce garçon a raison, dit Ollie quand l'ambulance eut démarré. Si tu n'avais pas ramené Gary, il se serait noyé, et si tu n'avais pas donné cette bouée à Ethan il aurait subi le même sort.

Elle haussa les épaules.

— N'importe qui d'autre aurait fait la même chose, à ma place.

Pourquoi ne savait-elle pas accepter les compliments ? Il insista.

— Vous êtes une excellente nageuse, infirmière Baxter.

— Grandir dans une ville côtière aide beaucoup, répondit-elle avec modestie.

— J'ai appris à nager à la piscine de mon quartier, dit Oliver. Je crois qu'il vaudrait mieux que je te raccompagne chez toi pour que tu puisses enlever ces vêtements mouillés. Désolé, je n'ai pas de serviette ou d'habits de rechange dans la voiture.

— Ce n'est pas un problème, mais je ne veux pas abîmer ton siège.

— J'ai une couverture de survie qui devrait faire l'affaire, dit Oliver. Comme Rob fait de l'alpinisme, il en a toujours une avec lui. Quand nos parents ont emménagé ici, il leur a demandé d'en laisser une dans la voiture au cas où ils resteraient coincés quelque part, et maman m'a conseillé de faire de même.

Il lui tendit la couverture et l'aida à prendre place sur le siège passager.

— Rentrons vite !

— Je te ferai volontiers une tasse de mauvais café instantané, dit-elle en souriant.

— Dans ce cas, je prendrai plutôt un thé !

Gemma prit le temps de se doucher et d'enfiler des vêtements secs, puis descendit rejoindre Oliver, qui s'était préparé une tasse de thé, et avait fait du café pour elle.

— Merci, dit-elle avec gratitude. J'en ai bien besoin.

— Oui, tu l'as bien mérité. Sans ton intervention, il y aurait une famille en deuil en ce moment.

— Tu as participé, toi aussi ! Si tu ne l'avais pas réanimé, Gary n'aurait eu aucune chance. Je vais appeler l'hôpital pour voir comment il va…

Elle s'éloigna pour passer son coup de fil et, quand elle raccrocha, elle avait l'air soulagée.

— Ils m'ont dit qu'il était stable ; mais c'est la formule que l'on sert à ceux qui ne sont pas de la famille. Ses parents sont auprès de lui. J'ai laissé mon numéro au cas où ils voudraient me contacter.

Oliver la regarda d'un air songeur, puis lâcha :

— Ce n'est pas tout à fait ainsi que j'avais imaginé notre promenade romantique.

— Non, mais nous avons pu aider quelqu'un et c'est une bonne chose.

Il l'embrassa.

— Oui. C'est une très bonne chose.

8.

Au cours des deux semaines qui suivirent, Gemma et Oliver passèrent beaucoup de temps ensemble. Le soir et le week-end, lorsqu'elle n'était pas à un cours de gym, qu'elle n'aidait pas Yvonne à organiser un événement ou qu'elle n'avait pas rendez-vous avec des amis, elle passait son temps avec Oliver.

Ce samedi, ils avaient décidé d'aller visiter la célèbre roseraie d'Alnwick. Le soleil brillait mais il ne faisait pas trop chaud ; le parfum des fleurs était incroyablement fort et lui donnait l'impression de se promener dans un jardin de conte de fées. Et, quand Oliver l'attira sous une tonnelle de glycine pour lui voler un baiser, elle eut l'impression que l'air autour d'eux vibrait de joie.

Même la visite mensuelle chez ses parents, le lendemain, lui parut supportable.

— Je suis allée à la roseraie d'Alnwick hier, raconta-t-elle. C'est vraiment étonnant. Je n'ai jamais vu autant de roses !

— C'est bien, répondit simplement sa mère.

Elle évitait toute discussion, comme d'habitude, mais cette fois Gemma en souffrit moins. Oliver lui avait appris à voir les choses un peu différemment. Il l'appréciait pour ce qu'elle était, et peut-être devrait-elle faire de même avec ses parents ? Peut-être était-il temps pour elle d'accepter le fait qu'elle n'obtiendrait pas mieux, et de cesser d'y croire. Ainsi, au lieu de se sentir malheureuse, elle prendrait chaque moment d'échange, aussi bref soit-il, comme une victoire.

— J'ai pris des photos pour te les montrer, dit-elle en ouvrant l'application de son téléphone. J'ai failli t'acheter un rosier au magasin, mais je me suis dit que ce serait bien d'en choisir un ensemble.

— Nous verrons bien, dit son père.

Cela équivalait à une fin de non-recevoir, mais elle ne s'avoua pas vaincue.

— Très bien. Choisissons une date. Nous passerons un bon après-midi ensemble et je t'achèterai un rosier. Ou une autre plante, si tu ne veux pas prendre soin des roses, répondit-elle d'un ton enjoué avant de prendre congé de ses parents.

— Comment s'est passée ta visite ? lui demanda Oliver le soir même.

— Ils ont regardé les photos d'Alnwick. Et j'ai eu droit à un sourire de ma mère.

Ollie avait mal pour elle. S'il avait été dans la même situation que Gemma, ses parents auraient voulu passer le plus de temps possible avec lui, plutôt que de le repousser.

— Ce n'est pas si mal, dit-il avant de la serrer contre lui.

Il aurait voulu l'inviter à dîner pour lui changer les idées, mais il songea que ce serait plus chaleureux de rester à la maison.

— Et si je nous préparais un dîner ? proposa-t-il. On pourrait s'asseoir dans le jardin au soleil, avec un verre de vin.

— Ce serait très bien. Je peux t'aider à préparer quelque chose ?

— D'accord, si tu insistes… À condition que je te donne un baiser à chaque fois que j'en aurai envie ! dit-il d'un ton léger.

— D'accord ! Je t'en rendrai deux ! rétorqua-t-elle, aux anges.

Le lundi, ils eurent une réunion avec Caroline, la responsable du cabinet, au sujet des cours pour les personnes âgées.

— C'était l'idée de Gemma, dit Oliver. Mais j'ai des amis qui ont testé ce genre de dispositif dans leur cabinet et ils m'ont fait part de leurs observations. L'analyse coûts-avantages montre que c'est un bon investissement ; le montant dépensé pour les cours sera plus que compensé par les économies réalisées en évitant de traiter les chutes et autres traumatismes.

Gemma intervint à son tour.

— De plus, cette initiative profitera à toute la communauté. J'ai parlé à Melanie, la gérante de la salle de gym. Elle pense que c'est une bonne idée et elle est prête à suivre la formation pour s'assurer qu'elle donne les bons exercices. Elle a des plages horaires disponibles le matin en semaine. Elle a suggéré un tarif pour les six premières semaines, puis des cours à prix réduit pour les personnes qui veulent continuer.

— Vous avez vraiment tout prévu, n'est-ce pas ? remarqua Caroline. Laissez-moi étudier vos propositions en détail et je reviendrai vers vous d'ici à vendredi.

Le vendredi, Caroline accepta le plan. Aussitôt, Oliver envoya un texto à Gemma.

On va fêter ça ce soir ?

Gemma était invitée chez Claire, mais elle envoya un message à sa meilleure amie pour lui demander si elle pouvait amener Oliver.

Pour que je puisse enfin faire sa connaissance ? OUI !!!

Il allait rencontrer la meilleure amie de Gemma ! C'était un signe de rapprochement, songea Ollie. Mais, s'il se réjouissait, il se sentait aussi légèrement intimidé. Il savait que Claire allait l'observer, le juger – tout comme Rob évaluerait Gemma, si Ollie les présentait. Et il était presque sûr que la question la plus importante dans l'esprit de Claire serait de savoir s'il serait un bon compagnon pour Gemma.

Il espérait connaître la réponse, mais tout ce qu'il pouvait faire était d'être lui-même.

Après le travail, il acheta un gros bouquet de gerberas orange vif et une bonne bouteille de vin rouge. Il n'avait aucune idée du cadeau à offrir à une enfant de trois ans, mais Gemma avait parlé de lire des histoires à sa filleule, alors il demanda à la libraire du village de lui conseiller un album, en espérant que Scarlett ne l'avait pas déjà.

Claire les salua tous les deux en les prenant dans ses bras.

— Ravie de vous rencontrer, Oliver, dit-elle.

— Et merci de m'avoir invité, répliqua-t-il en lui tendant les cadeaux qu'il avait apportés.

— C'est très gentil de votre part. Merci beaucoup pour Scarlett aussi ! Entrez, je vais vous servir un verre.

— Tante Gemma ! lança une petite voix depuis le salon.

L'instant d'après, la fillette se jetait dans les bras de Gemma, suivie de son père.

— Andy et Scarlett, je vous présente mon ami Oliver.

Andy hocha la tête et lui sourit.

— Bonjour, dit Scarlett timidement.

Claire tendit le livre à l'enfant.

— Oliver t'a apporté un cadeau.

— C'est l'histoire d'une sirène ! s'écria Scarlett, ravie, en reconnaissant la couverture. On peut la lire maintenant, tante Gemma ?

— Qu'est-ce que tu dis à Oliver, Scarlett ? souffla Claire.
— Merci, Oliver, dit solennellement la petite fille.
— Tout le plaisir est pour moi
— Tu viens le lire avec nous ? proposa Gemma.
Et il se retrouva sur le canapé du salon, en train de jouer le rôle du requin, le meilleur ami de la sirène. C'était charmant, et il eut une révélation : c'était exactement ce qu'il avait espéré quand il s'était fiancé à Tabby. Il voulait fonder une famille.

Mais il ne savait pas ce que souhaitait Gemma. Elle avait parlé d'offrir un foyer à un adolescent en difficulté. Voulait-elle s'installer et avoir une famille ?

C'était trop tôt pour parler de ça. Il ne connaissait Gemma que depuis quelques semaines, et ils commençaient à peine à sortir ensemble. Qu'attendait-elle d'un partenaire ? Lui conviendrait-il ? Il avait toujours pensé qu'il était un homme bon et raisonnable, mais, depuis que Tabby lui avait dit qu'il n'était pas assez bien pour elle, il doutait de lui-même et se demandait s'il n'était pas ennuyeux. Gemma elle-même lui avait confié que ses relations ne duraient jamais longtemps. Ils s'étaient mis d'accord pour voir comment les choses évolueraient entre eux, et il valait sans doute mieux cesser de penser à l'avenir pour se concentrer sur l'instant présent.

Une fois Scarlett endormie, Claire leur servit les meilleures lasagnes qu'il ait jamais mangées, et il se mit à discuter avec elle et son mari comme s'il les connaissait depuis toujours.

Lorsqu'il insista pour aider à débarrasser, Claire accepta, et il la suivit dans la cuisine.

— Fais attention à Gemma, dit Claire à voix basse. Elle n'a pas eu beaucoup de chance, ces derniers temps.
— Oui. Heureusement qu'elle vous a, toi et ta famille, répondit-il.
Claire eut l'air surpris.

— Elle te l'a dit ?

Il acquiesça.

— Je ne veux pas qu'elle soit à nouveau blessée, murmura Claire.

— Je ne lui ferai pas de mal, promit Ollie.

Claire lui jeta un long regard appréciateur.

— L'avenir le dira…

Le mardi matin, Ollie reçut une patiente qui lui parut très nerveuse.

— Comment puis-je vous aider, madame Parker ?

— C'est mon petit garçon, gémit-elle. Hier, l'auxiliaire de la crèche m'a dit que James était un peu grincheux. Ce matin, il était couvert de boutons. Je pense qu'il a la varicelle.

— En effet, il y a une épidémie, déclara Oliver. Quel âge a James ?

— Trois ans.

— La varicelle est généralement assez bénigne à cet âge-là, affirma Oliver pour la rassurer. Au bout d'un jour ou deux, ils peuvent commencer à avoir des cloques et des démangeaisons, ainsi qu'un peu de fièvre et une perte d'appétit. Gardez-le à la maison et utilisez de la lotion à la calamine pour soulager les démangeaisons.

Mme Parker se mordit la lèvre, puis ajouta :

— Il n'y a pas que James qui m'inquiète. Je me fais du souci pour le bébé que j'attends…

— Vous n'avez pas eu la varicelle quand vous étiez enfant ? demanda Oliver.

— Quand j'étais à l'école primaire, il y a eu une épidémie et ma mère m'a envoyée jouer avec les autres enfants, raconta Mme Parker. Mais je ne l'ai pas attrapée. Le bébé doit naître dans un mois et j'ai lu…

— Pas de panique, l'interrompit Oliver. Nous allons vous

faire une prise de sang et voir si vous avez des anticorps contre la varicelle. Si c'est le cas, la question est réglée. Sinon, nous pouvons vous prescrire un antiviral. Cela ne vous empêchera peut-être pas de contracter la maladie, mais ce sera beaucoup moins grave et cela aidera aussi à protéger le bébé.

La jeune femme sourit.

— Merci. J'étais tellement inquiète !

— Je comprends, mais essayez de voir le bon côté des choses. Et ne cherchez surtout pas sur Internet, parce que vous ne trouverez que des scénarios catastrophes !

— C'est un peu tard pour ça, mais merci, docteur…

Plus tard cet après-midi-là, il croisa Gemma dans la salle de repos.

— Tu as l'air crispé, dit-elle. Trop de café ?

— Non. J'attends des résultats d'examen. J'ai reçu une maman inquiète ce matin. Son bébé doit naître dans un mois et son petit a contracté la varicelle, qu'elle n'a pas eue.

— Penny Parker ? demanda Gemma.

— Tu la connais ?

— Nous étions à l'école ensemble. Elle est adorable, répondit Gemma. Scarlett est dans la même classe que James, et les parents seront sans doute prévenus par la directrice.

Heureusement, les résultats arrivèrent une demi-heure plus tard, et Ollie appela Penny pour l'informer qu'elle était immunisée et qu'elle n'avait pas à s'inquiéter.

Le mercredi soir, Ollie jouait à un jeu de société avec Gemma quand on sonna à sa porte.

— Tu attends de la visite ? demanda Gemma.

— Non, dit Ollie en fronçant les sourcils. J'espère que les voisins vont bien. Jim m'a dit que son genou lui faisait mal. J'ai essayé de le persuader de venir pour que je puisse l'examiner correctement et peut-être lui faire passer une radio.

Quand il ouvrit la porte, il fut surpris de découvrir son jumeau.

— Rob ! Je ne savais pas que tu venais ce soir.

— Je m'ennuyais, avoua Rob.

— J'ai compris. Entre…

— Si maman continue à me couver comme ça, je vais commencer à ressembler à un poussin ! Oh. Bonjour…

Rob regarda Gemma, puis son jumeau.

— Désolé, Olls. Je ne savais pas que tu avais de la compagnie.

— Rob, je te présente Gemma.

— Ravi de vous rencontrer, Gemma, dit Rob. Olls m'a montré la vidéo de votre saut en parachute. C'est très impressionnant !

— Venant de quelqu'un qui travaille pour des organisations humanitaires et fait partie d'une équipe de secours en montagne, c'est très flatteur ! lança Gemma.

— Est-il trop tard pour vous sponsoriser ?

— Oui, mais je tiens un stand de gâteaux au cabinet le vendredi.

— J'adore les gâteaux ! Demandez à Olls d'en acheter pour moi, dit Rob.

Elle lui sourit.

— Comptez sur moi. Dites-moi quelle est votre pâtisserie préférée et je la préparerai pour vendredi.

— J'aime tout ce qui contient du chocolat ! Alors, qu'est-ce que vous avez prévu, comme nouveau défi ?

— Une randonnée à vélo le long de la côte le mois prochain, répondit-elle, et après cela j'envisage de faire un challenge de natation, bien que je prévoie de nager dans la piscine du gymnase plutôt que dans la Manche.

— Vu les falaises qu'il y a par ici, je suppose que vous faites de l'escalade ou de la descente en rappel ?

Elle secoua la tête.

— Non, j'ai trop le vertige. Je préfère me promener en haut des falaises et profiter de la vue en toute sécurité.

— Ou le long de la plage pour sauver un adolescent qui se noie, dit Rob.

Oliver avait parlé de ça à son frère ? Avec un geste nonchalant, elle répliqua :

— Tout le monde par ici fait des exercices de sauvetage en mer. N'importe qui d'autre aurait fait la même chose.

— Mais c'est vous qui êtes allée le chercher, dit Rob doucement.

— Oliver voulait se lancer, mais je ne voulais pas qu'il se surmène. Je sais qu'il a le droit de nager dans la mer à nouveau, cependant, il y a une grande différence entre nager occasionnellement et porter quelqu'un. De plus, nous avions besoin de lui pour contacter les services d'urgence. C'était un travail d'équipe.

— Olls dit qu'il y a toutes sortes d'activités à faire ici, notamment du kitesurf…

— Pas question que tu te lances dans ce genre de sport ! gronda Oliver, qui les avait quittés un instant pour aller dans la cuisine. Ton chirurgien deviendrait fou s'il t'entendait !

— Je l'aime bien, Olls, dit Rob quand Gemma eut pris congé. Beaucoup. Elle est tout le contraire de Tabby. Et elle est parfaite pour toi.

— Ce n'est que le début, répliqua Ollie. Et puis je ne sais pas si je vais rester dans la région.

— Ne réfléchis pas trop, conseilla Rob. Reste un peu et vois comment ça se passe.

Ollie en avait très envie, mais il ne pouvait toujours pas se débarrasser de sa peur. Serait-il assez bien pour Gemma, alors qu'il ne s'était pas montré à la hauteur avec Tabby ? Ou aurait-il de nouveau le cœur brisé ?

9.

Le samedi après-midi suivant, Yvonne animait un atelier et Gemma alla lui prêter main-forte avant de rejoindre Ollie, qui avait réussi à obtenir des billets pour voir un groupe qu'il aimait. Ils mangèrent des *burritos* avant le spectacle et firent la queue pour être bien placés.

— Tu es sûr que tu veux rentrer dans cette salle bondée ? demanda-t-elle. Et si quelqu'un te bouscule ?

Il devina ce qui l'inquiétait : sa cicatrice.

— Tout va bien, dit-il avant de lui voler un baiser.

Pendant le spectacle, il se tint derrière Gemma, les bras autour d'elle. C'était si bon de la serrer contre lui ! La soirée était parfaite, et le groupe qu'il aimait depuis des années ne le déçut pas. Gemma connaissait certains de leurs tubes et chantait avec la foule, heureuse d'être là avec lui.

— C'était super ! dit-elle alors qu'ils retournaient à sa voiture, la main dans la main.

— Cela faisait longtemps que je n'avais pas assisté à un concert.

— À Londres, il y a beaucoup plus de choix, pourtant !

Quand il la déposa, elle l'invita à entrer, et ils s'embrassèrent avec tant de passion qu'ils oublièrent la casserole qu'ils avaient mise sur le feu.

— Désolé, dit-il en s'écartant d'elle.

Elle lui effleura le visage.

— Tu restes ce soir ?

— Est-ce une proposition ?

Elle rougit, ce qui la rendait plus jolie encore.

— Oui…

Elle lui tendit ses lèvres, puis murmura :

— Mais je suis un peu nerveuse. Ça fait longtemps que…

— Moi aussi, avoua-t-il. Mais il n'y a pas de raison d'avoir peur, tu sais… Nous ne sommes pas obligés de faire quoi que ce soit. Je peux juste dormir en te serrant dans mes bras, si tu veux. Ou je peux rentrer chez moi, si tu décides que tu n'es pas prête…

— Oh si, je suis prête ! As-tu… des préservatifs ?

— Oui…

Il se laissa entraîner dans sa chambre.

Gemma se réveilla au milieu de la nuit, la tête posée sur l'épaule d'Oliver et un bras enroulé autour de sa taille. Elle referma les yeux et écouta sa respiration profonde et régulière.

Oliver avait été un amant généreux et passionné. Il n'y avait eu aucune gêne entre eux, aucune pudeur, et elle avait eu l'impression que faire l'amour avec lui était la chose la plus naturelle du monde. Pour la première fois de sa vie, elle s'était sentie à sa place dans les bras d'un homme.

Peut-être qu'elle avait fait le bon choix ? Peut-être que cette fois elle avait trouvé quelqu'un qui valait la peine que l'on s'attache à lui ?

Comblée, elle se rendormit.

Lorsque le réveil sonna, tôt le lendemain matin, elle se pencha vers la table de chevet pour l'éteindre. Oliver glissa la tête dans son cou.

— Bonjour…

Elle lui sourit.

— Bonjour.

Après leurs étreintes torrides, elle s'attendait à se sentir un peu mal à l'aise, mais au contraire elle était simplement heureuse.

— Je vais rentrer pour te laisser te préparer pour ton entraînement, dit-il. On se voit au déjeuner.

— J'ai hâte d'y être ! dit-elle. Qu'est-ce que je peux apporter ?

— Rien du tout ! lança-t-il avant de l'embrasser et de disparaître dans la salle de bains.

Une fois rentré chez lui, Ollie avala une boisson protéinée, puis enfila sa tenue de jogging et alla courir sur la plage.

Un soleil radieux brillait dans le ciel d'azur et la vie était belle. Il ne se souvenait pas de la dernière fois qu'il s'était senti aussi heureux, et il savait que c'était grâce à Gemma.

Deux heures plus tard, il avait fini de mettre la table dans le jardin quand son téléphone sonna.

J'arrive dans dix minutes.

Lorsqu'il ouvrit la porte, elle le salua d'un baiser et lui tendit un sac de papier brun.

— Qu'est-ce que c'est ?

— J'ai pensé à des fleurs, dit-elle, mais je me suis dit que tu préférerais ça.

Il regarda dans le sac et découvrit du café torréfié localement – en grains plutôt que moulu, par respect pour sa machine à café – ainsi que du chutney à la mangue.

— Merci. Ça a l'air très bon. Le déjeuner est bientôt prêt !

— Et ça sent merveilleusement bon.

Gemma était adorable, songea-t-il, fou de joie.

Et s'il ne s'était pas trompé, cette fois ?

La semaine fut chargée au cabinet, car plusieurs enfants du village avaient contracté la varicelle, et Ollie se vit en plus contraint de soigner les entorses et les foulures de touristes imprudents et de jardiniers qui avaient voulu profiter du beau temps pour travailler dehors. Chaque jour, il avait l'impression d'apprendre à connaître un peu plus les habitants du village et d'être très utile au cabinet. Et, chaque nuit, Gemma et lui faisaient l'amour…

Le jeudi soir, alors qu'il lisait un journal, son téléphone sonna.

Il jeta un coup d'œil à l'écran et ressentit une bouffée de culpabilité en voyant s'afficher le nom d'une de ses collègues du cabinet de Londres.

— Salut, Mandy ! Que puis-je faire pour toi ? As-tu envie de venir passer un week-end ici avec Tristan ? Vous adoreriez les plages. On peut marcher pendant des kilomètres sans croiser personne

— Eh bien, j'ai une nouvelle à t'annoncer et j'ai pensé qu'il serait préférable que tu l'apprennes de ma bouche plutôt que sur les réseaux sociaux.

Ollie ne consultait pratiquement plus les réseaux sociaux depuis qu'il était dans le Northumberland.

— Quelle nouvelle ?

— Tabby. Elle est… fiancée.

Tabby ? Fiancée à un autre homme ?

— Oui…

— Je suis désolé, Ollie. Je sais que tu l'aimais.

Oui, il l'avait aimée, mais pas elle. Du moins, pas assez pour l'épouser. Et il lui avait fallu des mois pour surmonter cette rupture. D'ailleurs, avait-il vraiment réussi ?

— J'espère qu'elle a trouvé quelqu'un qui pourra la rendre heureuse, dit-il simplement.

— Tu vas bien, Ollie ? demanda Mandy.

— Oui, assura-t-il, et Rob aussi. Il a trouvé un poste à temps partiel au service des urgences de l'hôpital local.

— C'est parfait.

Il bavarda encore quelques instants et obtint la promesse que Mandy et Tristan trouveraient un week-end libre pour venir lui rendre visite.

Mais, quand il reposa le téléphone, il ressassa la nouvelle : Tabby était fiancée à quelqu'un d'autre !

Tout à coup, il sentit tous ses doutes resurgir. Avait-il tort de penser qu'il était l'homme qui convenait à Gemma ? Oui, elle l'avait laissé s'approcher d'elle, mais devait-il s'attendre à un autre échec ?

Plus il y pensait, plus il était convaincu d'avoir commis une énorme erreur, et de ne pas être la bonne personne pour Gemma. Son emploi ici était temporaire et son contrat prenait fin dans quelques semaines, tout comme son congé sabbatique de son cabinet de Londres. Il était de nouveau en pleine forme et bien remis de son opération, et il devrait bientôt songer à retrouver son ancienne vie.

Mais ce n'était pas juste pour Gemma. Il savait à quel point elle aimait sa vie ici et ne pouvait pas s'attendre à ce qu'elle quitte l'endroit où elle avait grandi pour le suivre.

Cela lui brisait le cœur, mais il n'avait pas le droit de lui faire miroiter un avenir avec lui. Il allait devoir trouver un moyen de rompre en douceur.

La question était : comment ?

Quelque chose n'allait pas, Gemma en était sûre.

Oliver était soudainement devenu distant avec elle. Trop occupé pour accepter ses rendez-vous, fuyant… Avait-il changé d'avis à propos de leur relation ?

Son contrat au cabinet devait se terminer dans quelques semaines, au moment où Aadya reviendrait de son congé de maternité. Que se passerait-il alors ? Retournerait-il à Londres ou irait-il s'installer ailleurs ?

Elle n'en avait aucune idée. Mais ce dont elle était sûre,

c'était que, quoi qu'Oliver décide de faire, il ne lui demanderait pas de l'accompagner.

Elle lui envoya un message le dimanche soir.

Tout va bien ?

Il mit du temps à lui répondre, pourtant, sa réponse était on ne peut plus simple.

Oui, merci.

Je peux t'appeler pour discuter en revenant de la gym demain ?

Il mit tant de temps à répondre qu'elle crut qu'il allait refuser. Mais finalement elle obtint la réponse qu'elle voulait.

Bien sûr.

Il ne suggéra pas d'aller dîner ou boire un verre, ce qui était en soi assez éloquent.

Le lendemain, elle prit une douche et se changea au gymnase après son cours, puis pédala jusque chez Oliver.

Quand il ouvrit la porte, il ne l'embrassa pas, comme il l'avait fait la semaine précédente. C'était comme s'ils étaient entrés dans un univers parallèle. Un univers où ils n'avaient jamais fait l'amour, ne s'étaient jamais embrassés, n'étaient même pas amis…

— Veux-tu un café ? demanda-t-il d'un ton qui lui sembla trop poli.

— Non, merci, dit-elle. Ça ne sera pas long. J'ai réfléchi à la manière dont les choses se sont déroulées entre nous et je pense que… qu'il ne faut pas se précipiter et…

Son expression était complètement impénétrable. Il se contenta d'incliner la tête.

— Je pense que nous devrions redevenir de simples collègues, acheva-t-elle.

— Je pense que tu as raison, dit-il après un long silence. Je ne sais pas très bien où l'on va et ce serait une erreur de continuer comme ça.

— Dans ces conditions, je comprendrais que tu aies changé d'avis pour la course cycliste.

Il secoua la tête.

— J'ai promis de t'aider. Je ne te laisserai pas tomber à la dernière minute.

— Comme tu veux, dit-elle. Eh bien, rendez-vous sur la ligne de départ, alors ! dit-elle en remontant en selle pour qu'il ne puisse pas voir les larmes dans ses yeux.

« Nous devrions redevenir de simples collègues. »

Même pas des amis. Juste deux personnes qui travaillent ensemble.

Ces mots résonnaient dans la tête d'Ollie. Même si une part de lui savait qu'il s'était montré injuste – il l'avait repoussée depuis qu'il avait appris la nouvelle des fiançailles de Tabby –, une autre part avait l'impression qu'elle avait saisi ce prétexte pour rompre avec lui. Il n'avait pas été à la hauteur avec Tabby, ni avec Gemma. Sinon, elle se serait battue pour lui. C'était sa faute, car il avait tout gâché en s'éloignant d'elle au lieu de lui dire ce qu'il pensait vraiment. Pas étonnant qu'elle l'ait largué !

Mais peu importe ! Après tout, il n'était là que pour quelques semaines encore, et arriverait à sauver la face jusqu'à la fin de son contrat.

Même s'il trouva sa petite maison bien triste sans le rire de Gemma, il passa sans encombre le week-end en solitaire.

Et puis, le mercredi suivant, Caroline demanda à le voir.

Allait-elle lui demander de quitter le cabinet plus tôt ?

À son grand étonnement, ce fut le contraire qui se produisit.

— Aadya veut revenir à temps partiel, dit-elle, mais je pense que nous avons assez de travail pour justifier un autre généraliste à plein temps. Tu t'es très bien intégré au cabinet et j'aimerais te proposer de rester.

La réponse était évidente. Pour le bien de Gemma, il devait refuser.

Comme si elle avait anticipé sa réponse, Caroline reprit :

— Je sais que tu as besoin d'échanger avec les personnes de ton cabinet de Londres, alors ne me donne pas de réponse maintenant. Réfléchis pendant une semaine.

— Merci. C'est ce que je vais faire, répondit-il en lui offrant son plus beau sourire.

Si Caroline lui avait fait cette proposition une semaine plus tôt, Ollie savait qu'il aurait sauté sur l'occasion. Mais c'était avant qu'il apprenne que Tabby était à nouveau fiancée. Avant de réaliser qu'il ne pouvait pas s'engager avec quelqu'un. Avant de repousser Gemma.

La réponse qu'il donnerait à Caroline serait négative, il le savait déjà, mais il respecterait le délai accordé et attendrait la semaine suivante pour lui donner une réponse.

Ensuite, il rentrerait à Londres et ferait comme s'il n'avait jamais rencontré Gemma Baxter.

10.

La veille de la course cycliste, Ollie venait d'acheter du lait à la boutique du village lorsqu'il croisa Gemma.

— Salut, dit-elle simplement, avec un signe de tête.

Il remarqua ses traits tirés, comme si elle avait pleuré. Même s'il savait que ce n'étaient pas ses affaires, il ne put s'empêcher de demander :

— Tu vas bien ?

— Oui, merci.

— Je n'en ai pas l'impression, dit-il doucement. Que s'est-il passé ?

— C'est le jour de l'anniversaire de Sarah, et…

— C'est dur.

Même s'il savait qu'il n'était pas assez bien pour elle, il ne pouvait pas la laisser seule.

— Tu veux que je vienne avec toi au cimetière, pour te tenir compagnie ?

Elle secoua la tête.

— Je ne peux pas y aller aujourd'hui.

Il fronça les sourcils.

— Pourquoi ?

— Parce que… mes parents souhaitent venir. J'ai l'impression qu'ils m'en veulent encore, et…

Elle secoua la tête.

— C'est plus facile de leur laisser la place aujourd'hui.

Oliver voulut la prendre dans ses bras, mais elle se déroba.

— Je ne peux pas… Désolée, je ne suis pas de bonne compagnie. Je préfère être seule, en ce moment.

Et elle tourna les talons avant qu'il ait pu trouver les bons mots pour l'arrêter.

Oliver pensa à Gemma pendant le reste de la matinée. Il n'était peut-être pas capable de lui offrir un avenir, mais il pouvait être utile pour rendre sa vie un peu meilleure. Peut-être…

Pris d'une soudaine impulsion, il se rendit à la boulangerie.

— Je suis un peu occupée, dit froidement Claire.

— C'est à propos de Gemma, précisa-t-il. C'est l'anniversaire de Sarah, aujourd'hui.

— Oui. Elle vient ce soir pour se changer les idées, manger des *fajitas* et faire des jeux de société.

Claire fronça les sourcils.

— C'est pour ça que tu es là ? Tu veux venir aussi ? Je pensais que toi et Gemma aviez…

— Rompu ? Oui. C'est ma faute. Tu pourras m'en vouloir une autre fois, mais pour l'instant il s'agit de Gemma et de ses parents.

Claire leva les yeux au ciel.

— Ne me parle pas d'eux ! Maintenant que j'ai un enfant, je comprends à quel point ça a dû être dur pour eux quand Sarah est morte, mais je déteste la façon dont…

— … ils ont abandonné Gemma après la mort de Sarah, c'est ça ? Et tu ne comprends pas pourquoi ils ne traitent pas avec plus d'égards la seule enfant qu'il leur reste ?

— Elle te l'a dit ? Eh bien, c'est un point positif. Je suis contente qu'elle en parle. Mais tu as raison. Ses parents sont murés dans leur chagrin et ne se rendent pas compte du mal qu'ils lui font.

— Peut-être ont-ils besoin de parler à quelqu'un qui ne connaissait pas Sarah pour voir les choses différemment, dit Ollie. Quelqu'un comme moi.

— Pourquoi fais-tu ça ?

— Parce que je tiens à Gemma.

— Même si tu as rompu avec elle ?

Il soupira.

— Claire, comme je l'ai dit, tu pourras me faire tous les reproches que tu veux une autre fois, mais pour l'instant j'ai vraiment besoin de savoir où vivent les parents de Gemma.

— J'ai d'énormes réserves à ce sujet, et je ne pense pas que tu parviendras à quoi que ce soit avec eux. Mais cela vaut la peine d'essayer… pour Gemma, dit Claire avant de lui donner l'adresse.

— Merci…

Pour mener sa mission à bien, Ollie fit appel à Rob.

— J'ai besoin d'une faveur pour demain, dit-il.

— Quel genre de faveur ? demanda son frère.

— J'ai besoin que tu prennes ma place au départ d'une course cycliste de cent kilomètres, et aussi que tu joues ton rôle de médecin.

Rob était perplexe.

— Pourquoi tu n'y seras pas ?

— Parce que j'ai autre chose à faire, et que je ne peux pas être à deux endroits en même temps… C'est pourquoi j'ai besoin de ton aide.

— Gemma est au courant ?

— Non.

— Et si je la croise ? Olls, je ne peux pas te remplacer auprès d'elle, tout de même !

— Nous ne sommes plus ensemble.

— Quoi ? Mais enfin, Olls, pourquoi ? Que s'est-il passé ?

— Je ne suis pas assez bien pour elle, tout comme je ne l'étais pas pour Tabby. Je l'ai repoussée. Oui, je suis un idiot et je le regrette, mais c'est trop tard.

— Olls…

— Mais il ne s'agit pas de moi. Il s'agit d'elle.

— Tu es amoureux d'elle, n'est-ce pas ?

— Je ne répondrai pas à cette question.

— Tu n'es pas obligé. Je *sais*, dit Rob. D'accord. Je vais t'aider. Mais à condition que tu lui parles et que tu lui dises ce que tu ressens vraiment pour elle.

— Ça ne sert à rien. Je ne suis pas assez bien pour elle.

— Arrête de dire des bêtises et parle-lui ! Elle ne peut pas deviner ce qui se passe dans ta tête. Promets-moi que tu lui parleras !

— Très bien. Je te le promets, soupira Ollie.

11.

Le matin de la course, Gemma se sentait épuisée, mais ne voulait pas, ne pouvait pas abandonner la compétition. Tant de gens comptaient sur elle !

Une fois arrivée au village où se trouvait le point de départ, elle se gara et sortit son vélo du coffre. Elle ne vit la voiture d'Oliver nulle part, mais, quand elle alla s'inscrire, elle l'aperçut près de la tente des commissaires de course.

Sauf que ce n'était pas Oliver.

Même si Rob s'était laissé pousser les cheveux et qu'il ressemblait comme deux gouttes d'eau à son jumeau, Gemma les distinguait très bien ! Pourquoi donc Oliver avait-il envoyé son frère disputer la course à sa place ?

S'il ne voulait vraiment pas la voir, pourquoi s'était-il donné la peine de lui parler, hier ?

Ce n'était pas la faute de Rob, et elle n'allait pas s'en prendre à lui. Elle s'approcha de lui et lui sourit.

— Merci pour ton soutien, Rob, dit-elle.

Rob écarquilla les yeux, surpris d'avoir été démasqué, mais il ne chercha même pas à protester.

— Bonne chance, dit-il simplement.

Les doutes d'Ollie grandissaient à mesure qu'il approchait de chez les parents de Gemma.

Et s'ils n'étaient pas chez eux ?

Ou qu'ils étaient chez eux, mais refusaient de lui parler ? Eh bien, il devrait les persuader de l'écouter !

Quand il sonna à l'interphone, ce fut la mère qui répondit.

— Désolée, je n'ai besoin de rien.

— Je ne vends rien, madame Baxter.

Elle fronça les sourcils.

— Comment connaissez-vous mon nom ? Je ne vous ai jamais vu de ma vie.

Il se présenta.

— Je m'appelle Oliver Langley. Je travaille avec Gemma. Je peux entrer ? Je vous en prie. Tout ce que je demande, c'est dix minutes de votre temps.

Mme Baxter le regarda sans comprendre.

— Pour le bien de Sarah, ajouta-t-il doucement.

Elle tressaillit, puis hocha la tête.

— Entrez.

Elle le présenta rapidement à son mari, puis l'invita à s'asseoir.

— Tout d'abord, dit-il, je voudrais dire combien je suis désolé pour Sarah. J'ai failli perdre mon jumeau cette année et je n'ose imaginer ce que vous avez traversé.

Une larme coula sur la joue de Mme Baxter.

— Douze ans ! Douze anniversaires que nous n'avons pas passés avec notre fille.

— Et c'est très dur, je sais, murmura Ollie. Vous savez, madame Baxter, je suis médecin. Je travaille avec Gemma au cabinet d'Ashermouth Bay. Je sais à quel point sa sœur lui manque. À quel point *vous* lui manquez.

Aucun des parents de Gemma ne répondit.

— Je sais que c'est difficile, dit-il avec compassion. Chaque fois que vous regardez Gemma, vous voyez Sarah en elle, et c'est très douloureux. Si nous avions perdu Rob, mes parents auraient eu beaucoup de mal à me regarder, parce que Rob et moi sommes jumeaux.

Les parents le fixèrent avec curiosité.

— Se couper des autres et du monde peut fonctionner à court terme, mais à long terme tout le monde est perdant.

Il marqua une pause, puis ajouta :

— Vous manquez beaucoup à Gemma, et je suis sûr qu'elle vous manque aussi.

M. Baxter intervint.

— Je ne pense pas qu'il faille ajouter quoi que ce soit, docteur.

— Vous m'avez accordé dix minutes, rappela Oliver.

— Gemma n'a pas besoin de nous, dit Mme Baxter.

— Oh ! mais si ! protesta-t-il. Elle peut donner l'impression d'avoir fait son deuil et retrouvé son équilibre, mais ce n'est pas le cas. Elle a dérapé, l'année où Sarah est morte.

Il vit les parents frémir.

— Je ne vous juge pas, dit-il. Cela a dû être un enfer de perdre une enfant si jeune, mais Gemma a encore besoin de vous. De vous deux. Elle donne le change, mais dans le fond elle est encore très fragile. Saviez-vous qu'elle passait presque tout son temps libre à collecter des fonds pour le service de cardiologie où Sarah a été soignée ? Elle fait le maximum pour qu'une autre famille n'ait pas à traverser ce que vous avez tous traversé. Et elle est incroyable. Elle a fait un saut en parachute le mois dernier. Le mois prochain, elle va commencer son entraînement de natation. Aujourd'hui même, elle participe à une course de vélo ! Et vous savez ce qui serait merveilleux ? Que vous soyez là quand elle franchira la ligne d'arrivée !

— Ce n'est pas possible, répondit la mère de Gemma. C'est trop tard. Nous ne pouvons pas…

— Gemma ne vous abandonnera jamais, répliqua Oliver. Je sais qu'elle vient vous voir une fois par mois et qu'elle continuera de le faire. Même si vous continuez à la rejeter. Vous avez perdu Sarah, mais il vous reste une fille, ne la laissez pas tomber…

— Pourquoi êtes-vous ici ? demanda M. Baxter.

— Parce que je tiens à Gemma. Je ne peux pas ramener Sarah, mais je peux au moins essayer d'aider votre fille à se réconcilier avec vous.

— Sait-elle que vous êtes là ?

— Non.

— Qu'attendez-vous de nous ? demanda M. Baxter.

— Je veux que vous voyiez Gemma telle qu'elle est vraiment. Je veux que vous soyez là quand elle grimpera sur le podium, ce soir. Je veux qu'elle vous voie l'applaudir. Je sais que ce n'est pas facile, mais, si vous faites ce premier pas, elle viendra à votre rencontre les bras ouverts. Et je serais ravi de vous y conduire moi-même.

— Je ne sais pas si nous y arriverons. C'est trop difficile…, murmura M. Baxter.

Oliver avait envie de leur taper sur la tête et de leur crier d'arrêter d'être aussi égoïstes, mais il savait que ça ne servirait à rien. En outre, il n'était pas meilleur que ses parents, réalisa-t-il avec une bouffée de culpabilité. En la repoussant, il lui avait fait autant de mal qu'eux.

— Merci de m'avoir écouté, dit-il. Si vous changez d'avis…

Il sortit un bloc-notes de la poche de sa veste et griffonna l'adresse.

— C'est là que doit avoir lieu la course, et voici mon numéro de téléphone, si vous voulez me parler. Et, en allant sur ce site, vous verrez votre fille sauter d'un avion pour Sarah. Le village tout entier est fier d'elle, mais ça ne suffit pas. Elle a besoin de *vous*.

Sur ces paroles, il prit congé et sortit.

Un kilomètre avant la fin de la course, Gemma vit le coureur qui la précédait vaciller dangereusement, puis, comme au ralenti, le vélo se déporta sur le côté et le cycliste chuta.

Gemma s'arrêta.

— Vous allez bien ? demanda-t-elle.

— Je ne peux pas me lever, dit la femme. J'ai mal au bras.

Gemma et un autre cycliste qui s'était arrêté l'aidèrent à se redresser. Comme elle aurait voulu qu'Oliver soit près d'elle en cet instant ! Hélas, pour ne pas la voir, il avait envoyé son frère à sa place.

Elle chassa bien vite ces idées pour se concentrer sur la blessée ; son épaule gauche semblait affaissée et légèrement décalée vers l'avant, ce qui l'alerta aussitôt.

— Je suis infirmière, dit-elle. Je peux regarder votre épaule pendant qu'on appelle le médecin ?

— Je ne veux pas voir le médecin qui suit la course. S'il vient, il ne me laissera pas finir et je dois aller jusqu'au bout ! gémit la femme, les larmes aux yeux. J'ai perdu mon mari à cause d'une leucémie il y a six mois. Je dois finir pour lui. J'ai beaucoup de parrainages.

— D'accord, mais laissez-moi au moins vous soulager. Vous devez avoir mal.

— Ça va aller…

— Dois-je appeler le médecin ? demanda l'autre cycliste.

— Non. Si j'ai raison et qu'elle s'est cassé la clavicule, nous ferons ce dernier kilomètre à pied et je pousserai les deux vélos, expliqua Gemma.

— Je ne peux pas vous demander de faire ça ! protesta la femme.

— C'est moi qui vous le propose, dit Gemma, parce que c'est la seule façon de finir cette course. Je m'appelle Gemma, au fait.

— Et moi, Heather.

— Moi, c'est Paul, dit le troisième cycliste.

— Paul, merci pour votre aide, dit Gemma. Vous pourrez prévenir les médecins, quand vous aurez franchi la ligne d'arrivée ? Mais précisez bien que Heather n'acceptera aucun soin tant qu'elle n'aura pas terminé la course !

— Bien sûr, mais je ne vous laisse pas finir seules. Je reste derrière vous. J'appellerai les organisateurs de la course pour leur dire ce qui s'est passé.

— C'est si gentil à vous ! dit Heather, les larmes aux yeux.

— Jetons un coup d'œil à cette épaule, proposa Gemma en abaissant doucement le col de la jeune femme pour examiner sa clavicule, qui avait déjà commencé à gonfler. Est-ce que c'est sensible, ici ?

— Oui, dit Heather en serrant les dents.

— J'ai un bandage et des antidouleurs dans mon sac, dit Gemma. Je pense que la clavicule est cassée. Il faut absolument aller à l'hôpital pour passer une radio et vérifier la gravité de la fracture. Pour l'instant, je peux faire une écharpe pour soutenir le bras et vous donner des antidouleurs. Prenez-vous des médicaments, ou êtes-vous allergique au paracétamol ?

— Non…

— Paul, pouvez-vous appeler pour transmettre ces informations ?

Paul s'exécuta, pendant que Gemma soignait sa patiente en expliquant :

— Nous allons marcher côte à côte et je prendrai nos vélos. Dans une quinzaine de minutes, nous y serons.

— Alors, pourquoi vous êtes-vous inscrite à cette course, Gemma ? demanda Heather comme ils commençaient d'avancer sur la route.

— Pour ma petite sœur. Elle avait besoin d'une transplantation cardiaque, mais on n'a pas pu trouver un cœur approprié à temps, expliqua Gemma.

— Elle était très jeune ?

— Treize ans, et j'en avais dix-sept. J'ai presque trente ans aujourd'hui, mais elle me manque toujours. C'était son anniversaire, hier.

Heather sourit.

— De nous deux, c'est Mike qui était le plus sportif. Je ne pensais pas que ça pourrait marcher entre nous parce que nous étions si différents.

Comme Oliver et elle, songea Gemma.

— Mais je suis heureuse d'avoir cédé, poursuivit Heather, parce que ces trois années passées ensemble ont été les meilleures de ma vie. Même dans les mauvais moments. Et je sais qu'il est là-haut, qu'il me regarde et qu'il est fier de moi. Et votre compagnon ? Est-il ici ?

— Non. Il était censé être le médecin de la course, mais son frère a pris sa place. Ça n'aurait pas marché entre nous, de toute façon. Il retourne à Londres.

— Ne commettez pas les mêmes erreurs que moi, conseilla Heather. Si je n'avais pas été aussi têtue, Mike et moi aurions pu fonder une famille et…

— Je ne sais pas du tout si Oliver veut des enfants, admit Gemma.

— Et êtes-vous sûre qu'il veut retourner à Londres ?

— Qu'est-ce qui le retiendrait ici ?

— Vous ? suggéra Heather. Parlez-lui. Soyez honnête sur ce que vous ressentez vraiment. Qu'est-ce que vous avez à perdre ?

— Et s'il ne veut pas de moi ?

— Au moins, vous saurez la vérité. Vous ne passerez pas votre temps à regretter et à vous demander si les choses auraient été différentes si vous aviez eu le courage de lui parler.

Durant le trajet jusqu'au village où la course devait se terminer, Ollie ressassa sa conversation avec les parents de Gemma. Il était presque sûr qu'ils ne viendraient pas ; il espérait juste qu'il n'avait pas compliqué la situation de Gemma. Peut-être que Claire et Rob avaient raison et qu'il n'aurait pas dû s'en mêler.

Il alla voir son frère au stand des organisateurs.

— Comment ça va ? demanda-t-il.

— Bien. J'ai traité deux cas de déshydratation, un bobo de selle et un bras écorché lors d'une chute. Apparemment, nous avons quelqu'un qui va bientôt arriver avec une clavicule cassée. Et toi, comment ça s'est passé ?

— Pas très bien. Tu as vu Gemma ?

— Oui, et tu vas avoir des problèmes. Elle avait découvert le subterfuge avant même que j'aie pu ouvrir la bouche.

— Qu'est-ce qu'elle a dit ?

— Elle ne m'a pas laissé le temps de me justifier, elle m'a juste dit qu'elle devait prendre le départ de la course.

— Je lui expliquerai plus tard, répondit Ollie. Merci pour ton aide. Je vais prendre la relève, maintenant.

— Pas la peine. En fait, cela me plaît, de me sentir utile. Va attendre Gemma sur la ligne d'arrivée. Et assure-toi de te trouver une bonne excuse, parce que tu en auras besoin ! lança Rob.

Comme Oliver se frayait un chemin jusqu'à la ligne d'arrivée en se demandant s'il n'avait pas commis l'irréparable, son téléphone se mit à sonner.

— Docteur Langley ? dit une voix inconnue dans le combiné.

— Oui ?

— C'est Stephanie Baxter. Nous avons réfléchi à ce que vous nous avez dit, et… nous aimerions venir vous rejoindre, si c'est possible.

Il sentit son espoir renaître. Les parents de Gemma venaient la voir finir la course ?

— Bien sûr ! Donnons-nous rendez-vous sur le parking principal. À bientôt ! Et merci.

— C'est nous qui vous remercions de nous avoir donné une seconde chance avec notre fille, répondit Mme Baxter.

Pourvu qu'elle ait raison !

La foule massée sur les trottoirs du village applaudissait à tout rompre.

Gemma se força à sourire, même si elle avait envie de pleurer. Tout avait tellement mal tourné avec Oliver ! Heather avait-elle raison ? Devait-elle être courageuse et lui dire ce qu'elle ressentait ? Et s'il rentrait quand même à Londres sans elle ? Elle n'avait pas envie d'être rejetée une fois de plus…

Elle continua d'avancer, et encouragea Heather à ne pas abandonner. Elles étaient presque arrivées !

— Je pense que Heather devrait franchir la ligne d'arrivée sur son vélo ! suggéra Paul.

Gemma secoua la tête.

— Elle ne peut pas monter en selle avec une clavicule cassée.

— Essayons ! Nous pourrons la soutenir pendant qu'elle pédalera sur les dix derniers mètres.

— D'accord, dit Gemma.

Ils firent monter Heather sur son vélo, puis se placèrent de chaque côté pour prévenir toute chute pendant que la jeune femme franchissait péniblement la ligne d'arrivée.

Les médecins étaient là, qui attendaient avec l'ambulance ; l'espace d'un instant, Gemma crut qu'Oliver était là, mais elle ne vit que Rob.

— Bravo, dit celui-ci en lui tapant sur l'épaule. C'est magnifique, ce que vous avez fait !

— Ce n'est pas ma performance qui compte, répondit-elle, mais celle de Heather. Il fallait à tout prix qu'elle finisse la course. Je vais récupérer mon vélo et terminer officiellement mon parcours, moi aussi…

Paul l'attendait et ils franchirent ensemble la ligne d'arrivée, sous les applaudissements des badauds.

Elle descendit de sa selle et le serra dans ses bras.

— Je vous remercie. Ce que vous avez fait…

— Et vous aussi ! répliqua Paul. Vous vous êtes sacrifiée pour une parfaite inconnue. Ensemble, nous avons réussi !

— Oui.

— Je vais m'occuper du vélo de Heather, dit Paul, parce que je crois que vous êtes attendue…

Gemma leva les yeux et découvrit Oliver, entouré de ses parents. Sa mère et son père étaient en larmes, et lui tendaient les bras.

Elle n'en croyait pas ses yeux. Pourquoi ses parents étaient-ils là ? Elle ne leur avait même pas dit où avait lieu la course, et…

Oliver prit son vélo, et dit simplement :

— Va les voir. J'attendrai que tu leur aies parlé.

— Mais…

— C'est ma faute. Je m'excuserai plus tard, mais je pense que toi et tes parents avez besoin de parler. Ne t'inquiète pas pour ton vélo. Je vais le mettre dans ma voiture. Donne-moi ton numéro de dossard et je m'occuperai des formalités administratives. Je t'attendrai sous la tente des organisateurs.

— Maman. Papa…

Son père s'avança vers elle.

— Gemma ! Je suis fier de toi, et ta mère aussi. Ce que tu as fait aujourd'hui était magnifique.

— Mais… Comment avez-vous su… ? balbutia Gemma. Je ne m'attendais pas à vous voir ici.

— Un jeune homme est venu nous voir, expliqua sa mère. Il nous a parlé de son frère et nous a confié à quel point notre Sarah te manquait. Combien *nous* te manquions, nous aussi. Depuis que Sarah est morte, nous n'avons pas joué notre rôle de parents auprès de toi. Nous n'arrivions pas à surmonter sa perte, et puis…

— J'ai commis des erreurs, moi aussi, avoua Gemma.

J'ai perdu mes repères, incapable de faire face à la perte de ma petite sœur et de ma famille tout entière. En collectionnant les conquêtes, j'avais l'impression d'être à nouveau aimée, ne serait-ce que pour quelques instants…

Son père gronda :

— Ça ne serait pas arrivé si nous avions été là pour toi !

— Je ne vous en veux pas, déclara Gemma.

— Yvonne t'a sauvée, dit Stephanie. Elle a été la mère que j'aurais dû être pour toi. Et je lui suis reconnaissante d'être intervenue, parce que j'en étais incapable. En même temps, j'étais très jalouse d'elle. Quand tu t'es installée chez elle, j'ai eu l'impression que tu la préférais à ta vraie famille. C'était comme si j'avais perdu mes deux filles.

— Tu ne m'as jamais perdue, maman ! s'écria Gemma. J'ai promis à Sarah de ne jamais abandonner, et j'ai toujours espéré qu'un jour je retrouverais ma famille.

— Le Dr Langley nous a montré une vidéo de toi sautant d'un avion, dit sa mère. Pour Sarah. Et nous t'avons vue aider cette femme, aujourd'hui…

Sa voix se brisa.

— Nous sommes si fiers de toi. Pourras-tu jamais nous pardonner ?

Gemma n'avait pas de mots. Elle leur ouvrit les bras et, pour la première fois depuis trop d'années, ses parents la serrèrent contre leur cœur, lui accordant enfin ce qu'elle croyait avoir perdu à jamais.

— Nous t'aimons tant, Gemma ! murmura son père. Ce jeune homme a raison, il est temps de nous souvenir que nous avons une autre fille. Nous voulons faire partie de ta vie, comme cela aurait toujours dû être le cas…

Elle n'avait pas besoin d'en entendre davantage.

— Je vous aime aussi, souffla-t-elle en leur rendant leur étreinte.

— Tu ferais mieux d'aller retrouver le Dr Langley, maintenant, suggéra son père. Nous t'appellerons demain.

— Oui, à demain, bredouilla Gemma, les larmes aux yeux, avant de se diriger vers la tente des organisateurs.

Oliver avait vu le gouffre qui la séparait de ses parents, et il avait tenté de le combler.

Oserait-elle espérer que ce qu'il avait fait – apprendre à ses parents à la voir telle qu'elle était – signifiait qu'il tenait vraiment à elle ? Était-ce sa façon de dire qu'ils avaient peut-être un avenir ensemble ? Ou était-ce un cadeau d'adieu signifiant que ne lui pourrait pas être là pour elle, mais qu'il espérait que ses parents le seraient ?

Heather lui avait conseillé de parler à Oliver, de lui avouer ce qu'elle ressentait pour lui et ce qu'elle attendait de leur relation.

Et il n'y avait qu'un seul moyen de trouver les réponses à ses questions…

Ollie s'occupa d'enregistrer le temps de course de Gemma, puis retourna aider Rob. Plusieurs cyclistes vinrent demander de l'aide aux médecins à l'arrivée, avec des entorses, des foulures et des plaies de selle.

À son grand soulagement, son jumeau ne lui posa pas de questions gênantes, mais le laissa soigner ses patients.

Finalement, Rob lui donna un coup de coude.

— Je vais finir. Tu as de la visite.

Ollie leva les yeux. Quand il vit Gemma debout près de la table, son cœur manqua un battement.

— Salut…

Il ne savait pas dans quelles dispositions elle était, aussi se contenta-t-il de lui rendre son salut.

— Salut…

Elle se tourna vers Rob et demanda :

— Heather va bien ?

— L'ambulance l'a conduite à l'hôpital. Paul s'occupe de sa moto et il va la ramener chez lui pour l'instant, puis la déposera chez elle ensuite, dit Rob. Comme je n'avais pas votre numéro, j'ai pris le leur et je l'ai envoyé à Olls pour que vous puissiez les contacter.

— Merci, dit Gemma, avant de se tourner vers Ollie. On peut aller dans un endroit tranquille pour parler ?

— Bien sûr.

Ollie fit un signe de tête à son jumeau, puis suivit Gemma. Ils se dirigèrent vers la mer, et trouvèrent un endroit tranquille, loin de la foule.

— C'est vraiment gentil d'avoir aidé Heather à franchir la ligne d'arrivée…

— Il n'y avait pas que moi. Paul m'a aidée. La pauvre s'est cassé la clavicule. Elle n'aurait jamais pu faire rouler ce vélo elle-même.

— Vous auriez pu attendre avec elle que les sauveteurs arrivent.

— Non, ce n'était pas possible. Heather voulait à tout prix finir la course, or ils l'en auraient empêchée. Elle s'est inscrite en mémoire de son mari mort d'une leucémie, et nous étions si près du but qu'elle ne voulait pas abandonner.

Gemma ne donnait pas l'impression d'avoir conscience de sa force, ni du fait qu'elle était une personne exceptionnelle.

— Je me suis occupé de récupérer tes résultats pour toi, dit-il.

— Merci. Je ne m'attendais pas à te voir aujourd'hui. Quand j'ai vu Rob et que j'ai compris que tu l'avais envoyé à ta place, j'ai pensé…

Elle se tut.

— Le pire ? Que je t'avais abandonnée ?

Comme ses parents l'avaient fait lorsqu'elle avait dix-sept ans, et comme ils l'avaient fait ces dernières années ?

— Oui, reconnut-elle.

— J'ai vu à quel point tu étais bouleversée hier et je voulais intervenir. Je sais que je n'aurais pas dû m'en mêler, mais je ne voulais pas non plus te laisser tomber, c'est pourquoi j'ai demandé à Rob de prendre ma place, expliqua Ollie. Pour pouvoir faire ma part.

— Comment as-tu trouvé mes parents ?

— J'ai demandé… Peu importe, dit-il, soucieux de ne pas créer de problème entre Gemma et sa meilleure amie. Mais on m'a conseillé de m'abstenir.

— Mais tu es quand même allé voir mes parents ?

Ses yeux étaient rouges, comme si elle avait pleuré.

Il avait été si plein d'espoir lorsque Mme Baxter l'avait appelé pour lui demander si elle pouvait le rejoindre avec son mari, si fier de les avoir aidés à renouer avec Gemma ! Peut-être s'était-il trompé, après tout. Peut-être cela avait-il été à l'origine d'une rupture définitive, au contraire ? La culpabilité l'envahit tout à coup, et il dit :

— Je suis désolé si j'ai empiré la situation.

— Non, pas du tout, Oliver, tu as bien fait d'appeler mes parents, dit-elle, émue aux larmes. Aujourd'hui, pour la première fois depuis plus de dix ans, ils m'ont dit qu'ils m'aimaient.

Ollie était surpris et ravi à la fois. Elle avait fait tant d'efforts pendant toutes ces années, refusant de s'avouer vaincue ! Pourtant, elle avait beaucoup souffert, sans quiconque pour alléger son fardeau.

— Ils m'ont dit qu'ils étaient fiers de moi, murmura-t-elle.

— Bien. Et je le serais aussi, à leur place, dit-il. Tu es une femme étonnante, Gemma Baxter

— Mais pas assez étonnante pour toi…

— Oh ! si !

— Alors je ne comprends pas pourquoi tu t'es éloigné de moi. Je ne te comprends pas, Oliver. Pas du tout.

— Je voulais juste t'aider.

— Et cela a fonctionné. Tu as construit un pont entre mes parents et moi. Il y a encore beaucoup à faire, mais nous commençons enfin à avoir un point de vue commun. Ce que je ne comprends pas, c'est pourquoi tu as fait ça. Toi et moi… on était d'accord pour être collègues et rien de plus.

— Oui.

Il savait qu'il devait lui dire que ce n'était pas ce qu'il voulait vraiment, mais… si elle le rejetait ?

Comme il ne semblait pas vouloir s'expliquer, Gemma reprit la parole :

— Heather m'a raconté qu'elle était persuadée que son mari était son parfait opposé et que ça ne marcherait jamais entre eux. Elle a tenu bon pendant longtemps avant d'accepter de sortir avec lui ; peu après, on lui a diagnostiqué une leucémie. Il est mort l'année dernière. Elle regrettera toujours de ne pas avoir eu le courage de dire oui plus tôt. Cela leur aurait permis de passer plus de temps ensemble.

Le cœur d'Oliver manqua un battement. Gemma était-elle en train de dire qu'ils étaient dans une situation identique, elle et lui ? C'était sa façon de lui dire qu'elle voulait essayer de faire avancer les choses ?

Les yeux dans les siens, elle reprit :

— Elle m'a dit qu'il était essentiel d'être honnête, de dire à quelqu'un ce qu'on ressentait pour lui et de ne pas perdre de temps.

Gemma prit une profonde inspiration, puis se jeta à l'eau.

— Ça me fait très peur d'avouer ça, mais en même temps je sais que je le regretterai toujours si je ne le fais pas. Je sais que tu veux retourner à Londres, et je ne vais pas te piéger ou te demander de rester, mais je ne veux pas non plus que tu partes sans savoir la vérité : je t'aime.

Elle l'aimait ?

Les mots résonnèrent dans sa tête.

Elle l'aimait.

En pleine confusion, il répondit sans réfléchir :

— Mais… Comment puis-je être assez bien pour toi ?

C'était la dernière chose que Gemma s'attendait à l'entendre dire.

Jusqu'à ce qu'elle se rappelle son histoire avec son ex, qui avait annulé leur mariage du jour au lendemain.

— C'est à cause de Tabby ? Tu es toujours amoureux d'elle ?

— C'est un peu à cause d'elle, avoua Oliver. Mais, non, je ne suis plus amoureux d'elle. Un de mes anciens collègues m'a dit que Tabby s'était à nouveau fiancée et ça m'a fait réfléchir. Je n'étais pas assez bien pour elle, alors pourquoi penserais-je que je le suis pour quelqu'un d'autre ?

— Docteur Oliver Langley, tu ne sais vraiment pas à quel point tu es génial, n'est-ce pas ? demanda-t-elle. Regarde la façon dont tu travailles avec nous au cabinet ! Tu t'es parfaitement intégré, et tu fais partie de l'équipe, désormais. Tu m'as aidée à faire des innovations qui amélioreront la vie de nos patients âgés. Et tu as réussi à faire quelque chose que la famille de ma meilleure amie a échoué à faire pendant plus de dix ans : tu as parlé à mes parents, qui t'ont écouté et ont changé de point de vue sur moi. Tu as réussi l'impossible en nous réconciliant ! C'est pour tout cela que je t'aime. Tu me donnes l'impression d'être à nouveau une adolescente qui a toute la vie devant elle.

Elle se mordit la lèvre et marqua une pause avant de reprendre.

— J'ai pensé que tu pourrais avoir des sentiments pour moi, aussi. Jusqu'à ce que tu fasses machine arrière.

— J'ai des sentiments pour toi, dit Oliver. Je t'aime,

Gemma, je me sens différent quand je suis avec toi, meilleur. Le monde me semble plus beau, plein de soleil et d'espoir. Mais comment puis-je savoir que je ne me trompe pas ? Comment puis-je savoir que je te rendrai heureuse ?

— Tu me fais confiance ? demanda-t-elle.

Il resta silencieux pendant si longtemps qu'elle crut qu'il allait lui répondre par la négative. Mais il hocha la tête et affirma :

— Oui, je te fais confiance.

— Alors je crois que tu es assez bien pour moi. Tu es le premier homme que je laisse approcher depuis des années. Tu es tout ce que je recherche chez un partenaire. Tu es gentil, drôle, attentionné, et je me sens fondre quand tu me souris.

Elle prit une profonde inspiration.

— Je sais que tu es censé partir dans quelques jours, mais…

— En fait, je n'ai pas besoin de partir. Aadya veut revenir à temps partiel et le cabinet s'est suffisamment développé pour que Caroline ait besoin d'un autre médecin à plein temps. Elle m'a proposé ce poste.

— Alors tu peux rester ici ?

— Oui.

— Et c'est ce que tu veux ?

— Ce que je veux, dit-il, c'est être avec toi. J'ai appris que j'aimais vivre ici, dans ce village où je connais tout le monde et où tout le monde me connaît. Où les gens se soutiennent mutuellement. Je veux vivre et travailler au sein d'une communauté où les gens sont vraiment liés les uns aux autres.

Il la regarda.

— Mais surtout je veux vivre avec toi. Je veux fonder une famille avec toi, que nous ayons nos propres enfants, que nous soutenions un adolescent en difficulté, ou les deux ! Quand je suis arrivé à Ashermouth Bay, j'étais malheureux et en plein déni. Et puis je t'ai rencontrée et j'ai découvert comment le monde devrait être : plein d'amour et de joie. Tu ensoleilles mon quotidien et je veux passer le reste de ma vie avec toi.

Il mit un genou à terre.

— Je devrais probablement attendre d'être dans un endroit romantique pour faire cela, mais j'ai l'impression d'entendre mon jumeau me crier dans l'oreille : « Vas-y, lance-toi ! » Ta camarade Heather avait raison. Il est important d'être honnête, de dire à quelqu'un ce que l'on ressent pour lui et de ne pas perdre de temps. Je vais donc prendre le risque de te le dire : je t'aime, Gemma Baxter. Je t'aime de tout mon cœur. Veux-tu m'épouser et fonder une famille avec moi ?

Émue aux larmes, Gemma était incapable de prononcer un mot. Oliver lui offrait de vivre avec lui, et voulait fonder une famille avec elle !

Il lui offrait tout ce qu'elle désirait, et davantage encore : il avait réussi à lui rendre l'amour de ses parents et à combler le fossé qui les séparait.

Elle se pencha et lui tendit ses lèvres en murmurant :

— Oui…

Vous avez aimé *Séduite par le Dr Langley* ?
Tournez la page pour découvrir la suite de votre série
« Médecins & Jumeaux » !

KATE HARDY

Un bébé entre confrères

Traduction française de
VIRGINIE CANTIN

BLANCHE

HARLEQUIN

Titre original :
BABY MIRACLE FOR THE ER DOC

1.

Robert Langley franchit les portes de l'hôpital général d'Asherwick.

Comme c'était bon d'être de retour dans un établissement médical, pour y travailler ! D'être à nouveau médecin, et non patient.

Il ne se trouvait pas à bord d'un hélicoptère, évacué après une rupture d'appendice et un grave empoisonnement sanguin qui avait détruit ses fonctions rénales. Il n'était pas non plus allongé dans un lit d'hôpital, sous dialyse, ni sur la table d'opération, tandis que son jumeau Oliver attendait dans la salle d'opération voisine le prélèvement qui lui sauverait la vie.

Les six derniers mois avaient été difficiles. Rob avait dû se faire à l'idée qu'il ne pourrait plus jamais travailler au sein de l'association d'aide humanitaire où il était bénévole ; avec un seul rein en état de marche, et greffé, de surcroît, il représentait un risque trop important. L'équipe de secours en montagne auprès de laquelle il s'était porté volontaire lui avait proposé un rôle de soutien lorsqu'il serait suffisamment rétabli pour revenir, mais on lui avait fait comprendre qu'il ne pourrait pas être sur le terrain, comme il en avait l'habitude, et devrait se contenter d'un travail de bureau.

Cela faisait des mois qu'il n'avait pas escaladé une montagne, ni rien fait de plus aventureux que de disputer des parties d'échecs avec son jumeau. Des mois qu'il n'avait pas travaillé – à l'exception du week-end précédent, où il avait pris la place d'Ollie et joué les médecins lors d'une course cycliste caritative.

Et en ce moment, Rob avait désespérément besoin d'un peu de normalité. Il voulait retrouver sa vie d'avant, une vie active et bien remplie.

Il avait commencé pendant le week-end. Durant sa convalescence, il s'était laissé pousser les cheveux pour ressembler plus encore à son jumeau, avec une frange qui lui tombait sur les yeux, et il s'était rasé tous les jours. Mais, samedi, il était entré chez le coiffeur et avait demandé qu'on lui rende sa coupe habituelle, à peine plus longue qu'une coupe militaire. Il ne s'était pas rasé depuis deux jours et ce matin, quand il s'était regardé dans le miroir, il s'était enfin reconnu.

Son médecin avait jugé que Rob n'était pas tout à fait prêt à reprendre l'escalade, mais qu'il pouvait recommencer à travailler à temps partiel. Aussi avait-il pris un poste temporaire à mi-temps au service des urgences d'Asherwick.

C'était tellement, tellement bon, de reprendre le travail ! Et, comme personne ne le connaissait ici, personne ne s'offusquerait qu'il en fasse trop ou ne le traiterait comme un convalescent, ce qui était encore mieux !

Rob savait mieux que quiconque qu'il ne fallait pas se surmener. La dernière chose qu'il voulait était de devoir s'arrêter de nouveau pour se reposer. Mais cela lui ferait tellement de bien d'être vu avant tout comme un médecin, et non comme un patient ayant récemment subi une greffe de rein ! Aider quelqu'un au lieu d'avoir besoin d'aide et faire le travail pour lequel il avait étudié pendant des années l'excitait au plus haut point.

— Bonjour ! Je ne m'attendais pas à vous voir ici.

Rob fixa la femme qui venait de lui parler. Il ne l'avait jamais vue auparavant. Si cela avait été le cas, il se serait certainement souvenu d'elle : mince, avec des cheveux noirs coupés court et de grands yeux bruns, un visage en forme de cœur et une bouche généreuse, elle lui rappelait Audrey Hepburn jeune. Il ne lui manquait plus qu'une petite robe noire au lieu d'un manteau blanc, un énorme chapeau et une paire de lunettes noires pour ressembler à Holiday Golightly.

D'après son badge, il s'agissait du Dr Florence Jacobs. Et, comme ils se trouvaient tous les deux au service des urgences, il en déduisit qu'elle était l'une de ses nouvelles collègues.

Avant que Rob puisse s'excuser de ne pas la connaître, elle demanda :

— Comment va votre patiente atteinte de pneumonie consécutive à la varicelle ?

— Ma patiente ? Quelle patiente ?

Cela faisait des mois qu'il n'avait pas consulté.

Elle avait l'air déçue, comme s'il était le genre de médecin à ne pas se souvenir de ses patients. Ce qu'il n'était pas du tout.

— La vieille dame que vous avez amenée il y a quelques semaines, précisa-t-elle.

— Je suis désolé. Je pense que vous faites erreur sur la personne.

Elle fronça les sourcils.

— Je suis sûre que c'était vous. C'est juste que vos cheveux étaient différents.

Ses cheveux ?

Soudain, il comprit.

— Ah… Vous voulez sans doute parler d'Oliver, mon jumeau ! expliqua-t-il.

Les médecins généralistes n'avaient pas pour habitude d'amener leurs patients au service des urgences, sauf les médecins comme Oliver Langley, dont les gens se souvenaient. Chaleureux, aimable, il se faisait des amis en un clin d'œil.

— Je peux lui demander, si vous voulez.

Elle fit un geste nonchalant de la main, et le rose envahit son visage.

— C'est bon. J'ai juste… Ce n'est pas grave.

Afin de ne pas embarrasser davantage sa nouvelle collègue, Rob reprit :

— Recommençons depuis le début ! Bonjour, je suis Robert Langley. Je suis le nouveau médecin consultant à temps partiel. Appelez-moi Rob.

— Florence Jacobs. Médecin consultante senior. Enchantée de vous rencontrer.

Il nota qu'elle ne lui avait pas proposé d'utiliser un diminutif pour s'adresser à elle. Était-elle du genre à garder une distance entre elle et ses collègues ? Ou bien n'aimait-elle pas son petit nom ?

Quand il lui serra la main, il sentit un picotement sur sa paume. Ce n'était pas bon signe…

Il était censé se concentrer sur son nouveau travail, pas se laisser distraire par l'attirance qu'il éprouvait pour cette jeune femme. Même si Florence Jacobs était célibataire et intéressée par lui, il n'était ici que pour quelques mois. Ensuite, il reprendrait son ancien poste, à Manchester. Bien qu'il ne dédaignât pas les relations brèves et sans engagement, il savait d'expérience que ses partenaires ne voyaient pas nécessairement les choses de la même façon ; il ignorait si Florence était intéressée par une aventure, mieux valait donc s'abstenir de céder à l'élan qui la poussait spontanément vers elle. Sa vie avait été assez compliquée ces derniers mois, et il ne voulait surtout pas en rajouter !

— Je vois qu'on vous a déjà donné un badge. C'est bien. Venez avec moi, je vais vous montrer où se trouve la salle de repos du personnel, dit-elle. Et, si vous avez besoin de quelque chose, dites-le-moi.

Il lui offrit son plus beau sourire.

— Merci. Je n'y manquerai pas.

— Bienvenue au Asherwick General !

Robert Langley était magnifique.

Absolument magnifique.

Il ressemblait à Hugh Grant jeune, à l'exception de ses cheveux, moins souples. Florence aimait bien cette ombre sur ses joues et ses yeux bleus étonnants, d'autant plus brillants qu'il n'y avait pas de mèche pour les cacher. Elle avait dû se retenir de tendre la main pour toucher son visage et découvrir si sa barbe naissante était douce ou rugueuse…

Mais elle avait appris à ses dépens qu'il fallait se tenir à distance des hommes sous peine de voir ses rêves se briser, en même temps que son cœur. Pas question, donc, de céder à l'attirance qu'exerçait sur elle son nouveau collègue. De plus, séduisant comme il l'était, il ne devait pas manquer de prétendantes – en supposant d'ailleurs qu'il ne soit pas déjà marié.

Tout en affichant un sourire professionnel, elle le conduisit à la salle de repos, où un coin-cuisine était aménagé.

— Nous avons un système de cagnotte, ici. Une fois par mois, tout le monde donne sa contribution à Shobu, à la réception, et elle nous approvisionne en thé, café et en-cas. Si vous avez un régime alimentaire particulier, faites-le-lui savoir.

Elle désigna les nombreux placards.

— Les tasses et les assiettes sont là, les couverts, dans le tiroir, et, avec un peu de chance, aujourd'hui, quelqu'un apporte un gâteau pour fêter son anniversaire.

— À moins qu'un médecin nouveau dans le service apporte quelques douceurs pour faire connaissance avec ses collègues, répondit Rob en posant sur le plan de travail le carton qu'il tenait à la main. Gâteau, fruits frais… et un peu de fromage, aussi.

Florence lui sourit.

— C'est vraiment ce que j'appelle un bon début ! dit-elle.

Il s'était montré très attentionné, en incluant des aliments salés pour les personnes qui n'aimaient pas les gâteaux ou devaient respecter des restrictions alimentaires. C'était vraiment remarquable, et elle ne put s'empêcher de lui en être reconnaissante.

Il ouvrit le carton, ainsi qu'une carte qu'il déposa à côté.

Servez-vous !

Avec les compliments de votre nouveau collègue,

Rob Langley

Puis, après avoir jeté un coup d'œil à sa montre, il reprit :

— Nous n'avons pas le temps de prendre un café. Mieux vaut nous concentrer sur les transmissions pour éviter que des gens restent après leur garde.

Elle était tout à fait d'accord avec lui, songea-t-elle avec une pensée pour leurs collègues déjà débordés. Robert Langley avait l'esprit d'équipe, et tant mieux. C'était exactement ce dont ils avaient besoin. Leurs trois derniers intérimaires n'étaient pas du tout soucieux des autres, et elle l'avait beaucoup déploré.

— D'accord. Alors allons-y, dit-elle.

Elle le présenta à tous ceux qu'ils croisaient, et ils venaient d'arriver au service de réanimation quand le téléphone rouge se mit à sonner.

Florence répondit, prit quelques notes et laissa échapper un long soupir.

— Arrivée prévue dans dix minutes d'un patient âgé qui s'est cogné la tête lors d'une chute, annonça-t-elle. Il a perdu beaucoup de sang ; il a perdu connaissance dans l'ambulance mais ils ont réussi à le stabiliser. Mais il est encore un peu confus.

— Il faudra procéder d'urgence à un test sanguin et lui administrer des fluides avant d'envisager le recours à une transfusion, puis de lui faire passer un scanner thoracique pour vérifier qu'il n'a pas d'autres blessures, dit Rob.

Elle aimait la façon dont ses pensées s'accordaient avec les siennes et répondit simplement :

— Tout à fait.

Tout était prêt à l'arrivée de leur patient.

Tandis que les ambulanciers lui transmettaient le compte rendu de leur intervention, Florence constata que sa tension artérielle était très basse, à cause du sang qu'il avait perdu.

— Monsieur Walker, savez-vous où vous êtes ? demanda Rob.

— Je ne suis pas chez moi, n'est-ce pas ? demanda le vieil homme, visiblement désorienté.

— Non, vous êtes à l'hôpital. Au Asherwick General.

— Ma tasse de thé…, murmura le patient d'un air anxieux.

— Vous souvenez-vous de ce qui s'est passé ? demanda Florence.

— Non.

M. Walker commença à secouer la tête, puis s'arrêta avec une grimace.

— J'ai mal au cou.

— Nous pensons que vous êtes tombé et que vous vous êtes cogné la tête, expliqua Rob. Votre femme est en chemin, avec votre fille. Je suis le Dr Langley, et voici le Dr Jacobs. On va s'occuper de vous. Je vais juste vous faire une prise de sang, si ça ne vous dérange pas.

— D'accord.

Le visage de M. Walker se décomposa.

— Je veux voir Lizzie !

Florence tenta de le rassurer.

— Elle sera bientôt là, affirma-t-elle, supposant qu'il parlait de sa femme ou de sa fille.

Elle jeta un coup d'œil au moniteur, et s'alarma en voyant que sa tension artérielle avait encore chuté. Il avait perdu beaucoup de sang, ce qui signifiait que ses organes vitaux n'étaient pas suffisamment alimentés.

— Nous allons vous injecter des fluides, dit-elle.

Déjà, Rob s'en occupait. Et il avait discrètement fait la prise de sang pendant qu'elle parlait à son patient. Il était peut-être nouveau et embauché de façon temporaire, mais il agissait déjà comme s'il faisait partie de l'équipe depuis de nombreuses années, contrairement à leurs deux derniers intérimaires, qui semblaient attendre les instructions.

Une fois que M. Walker fut stabilisé et l'hémorragie stoppée, elle l'envoya passer un scanner en urgence, tandis qu'elle et Rob allaient voir sa femme et sa fille.

Elle fit de rapides présentations.

— Je suis le Dr Jacobs et voici le Dr Langley…

— Lizzie Walker, répondit sa femme, et voici Jeannette.

— Il vous a réclamée, tout à l'heure, dit Rob. On lui a dit que vous étiez toutes les deux en chemin.

— Votre mari est en train de passer un scanner pour que nous puissions déterminer s'il a d'autres blessures. Nous allons probablement devoir lui faire une transfusion, car la perte sanguine est importante, dit Florence. Pouvez-vous nous décrire ce qui s'est passé ?

— Je ne sais pas très bien. Il est descendu pour sortir le chien et nous préparer une tasse de thé, expliqua Mme Walker. Il a dû glisser dans les escaliers, mais je ne l'ai pas entendu tomber car j'étais sous la douche. En m'habillant, j'ai été alertée par les aboiements du chien, et quand je suis sortie j'ai vu Pete allongé au pied de l'escalier. Il y avait du sang partout. J'ai appelé l'ambulance, et je l'ai couvert pour le garder au chaud parce que je ne voulais pas prendre le risque de le déplacer. Il ne se rappelle pas être tombé, donc s'il s'est évanoui ou si quelque chose s'est passé…

Elle secoua la tête.

— Je suis désolée…

— Vous avez fait ce qu'il y avait de mieux à faire, déclara Florence.

— Il y avait tellement de sang ! gémit Mme Walker, affolée.

— Les blessures au cuir chevelu sont toujours effrayantes et saignent beaucoup, dit Rob, parce que la peau est plus épaisse, et la zone, très vascularisée. Mais nous avons arrêté l'hémorragie.

— Est-ce que papa va s'en sortir ? demanda Jeannette.

Florence n'avait pas assez d'informations pour pouvoir répondre à cette question.

— Nous nous occupons de lui, dit-elle simplement. Il semblait un peu désorienté. A-t-il fait un AVC, ou était-ce un simple évanouissement ? Savez-vous quel était son état de santé général avant sa chute ? Avait-il des problèmes de santé ?

— Il allait bien, dit Mme Walker.

Jeannette soupira.

— Oh ! maman ! Ce n'est pas tout à fait vrai. La mémoire de papa commence à faiblir un peu.

— On gère, rétorqua Mme Walker, sur la défensive.

— Personne n'est là pour vous juger, dit doucement Florence. Nous essayons juste de rassembler les indices pour comprendre ce qui a causé cet accident et décider du meilleur traitement à lui administrer.

Mme Walker grimaça.

— Nous vieillissons, c'est tout. Jeannette a raison, Pete est un peu distrait. Il fait de l'hypertension, mais il prend ses médicaments tous les jours – je lui ai acheté un pilulier pour m'en assurer. Croyez-vous que sa chute a été provoquée par un AVC ? Est-ce pour ça qu'il ne se souvient de rien ?

— Nous en saurons plus quand nous aurons vu le scanner, expliqua Florence.

Avec un sourire chaleureux, Rob ajouta :

— Mais, si vous pouvez nous donner une liste complète de ses antécédents médicaux, cela nous serait très utile.

Florence prit des notes, puis reprit la parole une fois l'échange terminé.

— Merci, cela nous aidera beaucoup. Nous viendrons vous chercher dès qu'il sera de retour dans le service, pour que vous puissiez le voir.

— Accident vasculaire cérébral ? demanda Rob une fois les deux femmes parties.

— Ou une hémorragie cérébrale due à sa chute, dit-elle. Je serai plus formelle quand nous aurons vu le scanner.

Les premiers tests sanguins de M. Walker permirent de commencer la transfusion sanguine. Mais le patient était agité et ne voulait pas se calmer.

— M. Walker, j'ai besoin que vous vous allongiez sur le dos et que vous gardiez votre bras immobile pour que je puisse vous soigner, dit doucement Florence.

S'il continuait à bouger ainsi, la transfusion serait impossible, or le risque de défaillance des organes augmentait de minute en minute.

— J'ai mal au cou, gémit M. Walker.

Rob s'assit à côté de lui et lui prit la main.

— Je sais, et nous allons vous soulager. Mais pour l'instant nous avons besoin que vous restiez tranquille, juste un petit moment. Florence va vous donner des analgésiques, puis nous ferons venir votre femme et votre fille.

— Je ne veux pas qu'elles me voient couvert de sang ! protesta M. Walker en s'agitant de plus belle.

— Je vais vous nettoyer le visage, d'accord ? proposa Florence.

Pendant un moment, elle crut que M. Walker allait refuser, mais celui-ci céda.

— D'accord.

Elle échangea un regard avec Rob. L'agitation et les changements soudains d'humeur pouvaient suggérer une attaque affectant la capacité du patient à traiter les informations. Ou peut-être était-il juste traumatisé. Avant d'avoir vu les résultats de ce scanner, il était impossible de poser un diagnostic.

Florence lava délicatement le visage de M. Walker, le débarrassa de tout le sang séché, tout en lui parlant avec douceur. Rob avait remarqué qu'elle gardait son calme dans les moments de stress, une qualité indispensable pour un médecin, et qu'il appréciait énormément.

Il aimait décidément beaucoup sa nouvelle collègue.

Mais il devait se montrer raisonnable. Il n'était pas très doué pour les relations amoureuses, et il n'était ici que pour les trois prochains mois. Dès qu'il serait suffisamment en forme pour grimper à nouveau, il retrouverait son ancien poste à Manchester, à l'autre bout du pays. Inutile, donc, de s'engager dans une quelconque relation d'ici là.

Une fois les scanners disponibles, Florence les examina avec lui.

— Je suis soulagée de voir qu'il n'y a aucun signe d'hémorragie cérébrale ou de fracture du crâne, dit-elle.

— Aucun signe non plus de lésions internes ni de fractures, dit Rob. Avec de la chance, il aura juste quelques contusions et cette blessure à l'arrière de la tête.

— On le garde quand même en observation cette nuit,

dit Florence. Sa confusion pourrait être due au choc de la chute et au fait qu'il se soit cogné la tête ; mais, comme sa fille s'inquiétait de la perte de mémoire, nous devons garder un œil sur lui.

Rob acquiesça.

— Je suis d'accord.

Après avoir installé M. Walker avec sa famille et organisé son admission, ils furent appelés pour s'occuper d'un patient soulevant une suspicion de crise cardiaque. Il s'était effondré au milieu d'un couloir et avait été transporté d'urgence au service de cardiologie.

Florence laissa échapper un soupir las.

— Je pense que nous avons bien besoin d'une pause, dit-elle. Voulez-vous m'accompagner ? Je vous montrerai où se trouve la cantine.

— Ce serait bien, merci. Je vous offre le café.

— Ah non ! protesta-t-elle. C'est votre premier jour, alors c'est moi qui paye !

À la cafétéria, elle prit un cappuccino, et lui, deux brownies au chocolat.

— Ollie, mon frère, adore le fromage. Il ne comprend pas qu'on puisse apprécier le chocolat, dit Rob alors qu'ils s'asseyaient.

— Et pourtant, ce pic d'insuline, quel plaisir ! répliqua-t-elle en souriant.

Tout à coup, Rob sentit son cœur se serrer. Le sourire de Florence avait transformé son visage, faisant naître en lui une étrange émotion.

Il n'avait pas la moindre idée de ce qu'il devait faire. Se montrer raisonnable – c'est-à-dire ressembler davantage à son jumeau, et respecter le pacte qu'ils avaient conclu – ou suivre son impulsion ?

Il secoua imperceptiblement la tête. Bien sûr, qu'il devait se retenir ! Lui et Florence se connaissaient à peine. Hélas, être conscient de la situation ne contenait pas son désir.

— Vous avez été très bien avec la femme et la fille de M. Walker, observa-t-elle.

Il ignora le compliment, mais répondit :

— Les familles s'inquiètent, et ça rend le patient encore plus anxieux. J'ai toujours pensé que l'une des meilleures choses que l'on puisse faire pour un patient est de rassurer sa famille.

— Tout à fait d'accord !

— Quand il a commencé à s'agiter, j'ai cru que nous allions devoir l'endormir, ce qui aurait été terrible pour lui et sa famille.

— Heureusement, nous n'en sommes pas arrivés là !

Elle le regarda par-dessus le rebord de sa tasse et demanda :

— Alors, où étiez-vous avant de venir ici ?

À cet instant, Rob sentit qu'il devait se montrer vigilant, et divulguer les bonnes informations. Il ne voulait pas que son passé soit un obstacle. Il ne voulait pas paraître faible.

— À Manchester. Et vous ?

— J'ai fait mon internat à Leeds, puis j'ai déménagé ici il y a un peu plus d'un an, dit-elle, pour être près de ma famille.

— Moi aussi, confia-t-il. Mes parents ont pris leur retraite dans la région.

C'était la vérité, mais pas toute la vérité, car, sans cette maudite appendicite et ses complications, il travaillerait encore pour une organisation humanitaire, ou serait retourné à Manchester pour aider l'équipe locale de secours en montagne.

— Donc votre famille est originaire d'Asherwick ?

— Oui. Mes parents vivent dans le village voisin et j'ai grandi ici, répondit-elle. Ma sœur aînée est revenue s'installer ici il y a deux ans, pour sa retraite.

Sa *retraite* ? Florence avait l'air d'avoir à peu près le

même âge que lui, c'est-à-dire trente ans. Même s'il y avait un écart de dix ans entre elle et sa sœur, ça ne collait pas.

— Mais… Quel âge a votre sœur ?

— Lexy est ballerine et elle a trente-six ans, expliqua Florence. Beaucoup de danseuses prennent leur retraite avant quarante ans, car la danse met à rude épreuve leurs hanches et leurs genoux – et de toute façon elle ne veut plus faire de tournées avec la compagnie, maintenant que son aîné va à l'école. Elle a donc obtenu son diplôme d'enseignante et a créé sa propre école de ballet. Ses trois filles dansent avec elle, même Darcey, la petite de deux ans.

Rob se demanda ce que signifiait ce regard mélancolique de la jeune femme lorsqu'elle évoquait ses nièces. Florence n'avait pas parlé d'un mari, et il ne put s'empêcher de jeter un coup d'œil rapide à sa main gauche. Elle ne portait pas de bague, mais cela ne voulait pas dire qu'elle n'était pas engagée dans une relation.

Pour chasser les pensées inconvenantes qui lui venaient à l'esprit, il dit la première chose qui lui passait par la tête :

— Darcey ? C'est un nom inhabituel.

— Darcey Bussell. Lexy a donné à ses filles le nom de danseuses célèbres. Margot, l'aînée, porte le nom de Margot Fonteyn, et Anna, qui a quatre ans, celui d'Anna Pavlova.

Il réussit à maintenir la conversation sur le terrain professionnel pendant le reste de leur pause, puis il retourna dans le service avec Florence.

C'était un après-midi chargé et, bien qu'il détestât l'admettre, il était fatigué quand il rentra chez lui. Il y avait un mot dans sa boîte aux lettres disant qu'un colis avait été livré chez son voisin ; avant même de le récupérer, il sut qui l'avait envoyé.

Il y avait un mot joint :

À ouvrir seulement si tu ne t'es pas surmené pendant cette première journée.

— Ça va, Ollie, j'ai compris, murmura-t-il avec un sourire, avant de découvrir une bouteille de bon vin rouge et du très bon chocolat.

Parfait pour sa première soirée après le travail !

Rob envoya un SMS à son jumeau.

Merci pour le colis. Je l'ai bien mérité !

Son téléphone sonna quelques secondes plus tard.

— Alors, comment s'est passé ton premier jour ? demanda Oliver.

— Très bien. C'était si bon d'être de retour ! De sauver des vies ! Et, même si ce n'est que trois jours par semaine, je préfère me rendre utile au lieu de rester coincé à la maison, trop malade pour sortir faire un tour.

— Content que ça te plaise. Tes collègues sont sympas ?

Rob pensa aussitôt à Florence Jacobs.

— Très sympas, oui, répondit-il d'un ton évasif.

Pas question d'avouer à son jumeau qu'il était attiré par une collègue en particulier.

— Et tu n'as pas trop de mal à reprendre le rythme ?

— Si. Je suis un peu fatigué, ce soir, reconnut Rob, mais je suis en congé demain et je pourrai récupérer. Travailler un jour sur deux me permettra de me remettre dans le bain en douceur. Je sais qu'il faudra un certain délai avant que je sois prêt à reprendre à plein temps, mais travailler à temps partiel est beaucoup mieux que de ne rien faire.

— Tout cela me semble un peu trop raisonnable de ta part. Tu te comportes vraiment comme moi, maintenant ? lança son jumeau pour le taquiner.

— En effet.

Cependant, il n'était pas sûr d'être capable de s'installer durablement quelque part.

L'appartement qu'il avait loué était impersonnel, et Rob enviait à son jumeau sa capacité de s'adapter, de créer partout un véritable foyer. Rob ne restait jamais assez longtemps à un endroit pour s'y sentir vraiment chez lui, trop occupé à courir après la prochaine aventure, à guetter la prochaine opportunité. Et même son appartement à Manchester n'était qu'un lieu de séjour entre le service des urgences, l'escalade et son travail à l'étranger.

Peut-être devrait-il essayer de ressembler davantage encore à Ollie ?

Il décida que, le lendemain, il encadrerait des photos et les poserait sur la cheminée pour égayer un peu cet appartement anonyme et sans âme.

— Je meurs de faim, alors je vais te laisser et aller préparer le dîner, dit-il.

— Tu veux dire que tu vas faire chauffer un plat dans le micro-ondes ? répliqua Oliver.

— C'est parfaitement équilibré, et je mange une pomme après.

Contrairement à son jumeau, Rob n'avait jamais été un grand gourmet. Il avait toujours l'impression de perdre du temps à table alors qu'il aurait pu faire quelque chose de plus intéressant. Sa règle était que, si un repas prenait plus de cinq minutes, il était mal pensé.

— Je t'appelle demain, promit-il. Embrasse Gemma de ma part, et encore merci pour le colis.

— Je t'en prie. Et tu peux toujours venir dîner à la maison après le travail, si tu es fatigué. Ça ne me dérange pas de cuisiner pour toi.

— C'est gentil…

La greffe de rein avait brisé les fiançailles d'Ollie, qui venait juste de rencontrer Gemma. Et Rob ne voulait surtout pas mettre la pression sur la jeune femme, même s'il l'aimait beaucoup et pensait qu'elle était mille fois mieux pour son frère que ne l'avait été Tabby. Il ne voulait pas compliquer les choses.

— Oh ! au fait... Comment va ta patiente qui a contracté une pneumonie consécutive à la varicelle ?

— Elle s'est complètement remise, répondit Oliver. Mais je ne me souviens pas t'en avoir parlé. Pourquoi cette question ?

— Une de mes nouvelles collègues se souvient que c'est toi qui l'avais admise ici. Elle nous a confondus.

— Ah oui ? dit Oliver, intrigué.

— À bientôt, conclut Rob, avant d'ajouter quoi que ce soit sur Florence Jacobs que son jumeau pourrait mal interpréter.

Florence entra dans sa cuisine.

Cela faisait plus d'un an maintenant qu'elle était revenue dans le Northumberland. Plus d'un an qu'elle avait divorcé, et que son univers s'était effondré.

Et, bien qu'elle ait grandi à quelques kilomètres de là, dans le village voisin, elle ne se sentait toujours pas chez elle, dans cet appartement vide de célibataire. Ce n'était pas la vie qu'elle avait imaginée pour elle-même ; elle aurait déjà dû avoir des enfants en âge d'aller à l'école, en ce moment. Des enfants qui grandiraient près de leurs cousins.

Au lieu de ça, elle était seule. Et elle n'avait pas la force de refaire sa vie.

Elle ne regrettait pas d'avoir quitté Leeds. Se rapprocher de la famille qu'elle aimait, voir ses nièces grandir, était très important pour elle. Et c'était agréable de n'avoir personne pour la plaindre au travail, ou pour chuchoter derrière son dos.

Elle savait que ses collègues de Leeds avaient spéculé

sur l'échec de son mariage, et ils avaient évidemment tous deviné que la liaison de Dan en était la cause, car Florence adorait son mari. Mais leur dire toute la vérité aurait été tellement plus difficile ! Elle et Dan avaient essayé d'avoir un bébé pendant trois ans, en vain. Quand les tests avaient montré que Dan était stérile, il avait refusé catégoriquement d'adopter, d'accueillir ou de tenter une FIV avec donneur. Et il lui avait posé un ultimatum : un bébé ou lui.

Quelle ironie ! Maintenant, elle n'avait ni l'un ni l'autre. Dan avait fini par épouser la femme avec laquelle il avait eu une liaison, une mère célibataire qui lui avait donné les enfants qu'il n'avait pas pu avoir lui-même mais avait déniés à Florence. Plus elle y pensait, plus elle se disait que le problème de Dan n'était pas d'avoir des enfants, mais d'en avoir avec elle. Qu'est-ce qui n'allait pas chez elle pour que l'homme de sa vie n'ait pas voulu fonder une famille avec elle ?

Elle redressa les épaules.

— Cesse de t'apitoyer sur toi-même ! s'écria-t-elle tout à coup.

Il était temps de voir le bon côté des choses. De se concentrer sur ce qu'elle avait, non sur ce qu'elle n'avait pas. Elle aimait sa famille et vivait près d'elle ; elle adorait son métier et avait de bons amis qui veillaient sur elle. Elle avait de la chance.

Mais en ce moment elle était déstabilisée.

Par Robert Langley.

Son nouveau collègue était charmant, merveilleux avec les patients, et il traitait tous les membres du personnel avec autant d'égards, quelle que soit leur position dans la hiérarchie du service. Il réfléchissait vite et bien, c'est pourquoi il était si simple de travailler avec lui. Et il était plus qu'agréable à regarder…

Peut-être était-ce le problème…

Car, d'une certaine façon, il lui rappelait Dan à l'époque de leur rencontre. Sociable et sympathique, Dan s'entendait bien avec tout le monde, et elle avait cru rester avec lui pour toujours… jusqu'à ce qu'il change les règles du jeu et lui brise le cœur.

Rob n'avait pas parlé de femme ni d'enfants, et elle avait eu l'impression qu'il se montrait un peu distant vis-à-vis d'elle. Comme s'il usait de son charme naturel pour dissimuler qui il était vraiment.

— Ou peut-être que tu réfléchis trop et que tu te montres très injuste envers ton nouveau collègue, dit-elle à voix haute.

Pour retrouver son équilibre, elle décida d'aller courir, puis de dîner tranquillement – en s'efforçant de ne pas penser à Robert Langley.

2.

Deux jours plus tard, en milieu de matinée, Rob reçut un homme qui venait d'avoir un accident de voiture alors qu'il était à l'arrêt dans une file d'attente.

— Je suis désolé de vous faire perdre votre temps, docteur, dit le patient en levant les yeux au ciel. Mais ma femme a insisté et…

— Votre femme n'a pas tort, vous savez, dit Rob. Même si les voitures modernes sont bien conçues, l'impact a pu vous affecter plus que vous ne le pensez.

L'épouse de son patient intervint.

— Quand il m'a appelée, expliqua-t-elle, je n'ai pas compris un mot de ce qu'il disait.

— Parce que j'étais sur le bord de la route à attendre la dépanneuse et que j'avais froid ! répliqua son mari d'un air contrarié, pas parce que j'avais une hémorragie cérébrale ! Tu regardes trop de séries télévisées, Mag. Tu crois qu'on va me transporter en hélico, peut-être ?

Rob ne put s'empêcher de sourire.

— Je vois. L'airbag s'est déclenché ? demanda-t-il.

— Non. J'étais dans une file d'attente pour tourner à droite quand le type m'a percuté. J'avais mes feux allumés et mon clignotant en marche, mais il a prétendu qu'il ne m'avait pas vu. Quel imbécile !

— La voiture va probablement finir à la casse, dit sa femme, le choc a été violent.

— Laissez-moi vous examiner.

Il vérifia le cou et la tête de son patient, lui fit suivre un doigt du regard, puis observa son dos.

— Vos muscles sont assez tendus à cause de l'impact, et vous aurez mal pendant une semaine ou deux. Il vous faut des antalgiques et beaucoup de repos. Je vous conseillerais aussi de faire quelques étirements légers.

— Tu vois ? Tu fais tout un drame pour rien, reprocha l'homme à sa femme.

— Non, vous avez eu le bon réflexe, répéta Rob. Avant, je n'aurais pas dit cela, mais maintenant…

— Qu'est-ce qui vous a fait changer d'avis ? demanda l'homme, curieux.

— Un appendice éclaté, répondit Rob. J'étais en mission à l'étranger et je pensais que mes douleurs abdominales étaient dues au fait que je n'étais pas habitué à la nourriture ou à l'eau. On pourrait penser qu'en tant que médecin j'étais mieux informé que les autres, n'est-ce pas ? J'ai donc appris à ne plus ignorer les symptômes. Plus on réagit vite, plus il est facile de détecter un problème et de le régler avant qu'il ne s'aggrave.

— Je comprends, dit l'homme.

— Il se peut que votre dos soit douloureux dans les deux jours qui viennent. Si la douleur s'aggrave dans une semaine, revenez ou consultez votre médecin pour qu'il vous examine – et n'attendez pas, d'accord ? Vous ne feriez que prolonger votre convalescence.

— Entendu, docteur.

Rob donna à son patient une ordonnance d'analgésiques puissants.

— Prenez-en deux au moment des repas, six maximum en vingt-quatre heures, et s'ils ne soulagent pas la douleur revenez me voir.

Quand vint l'heure de sa pause, Rob se dirigea vers la salle de repos. Il sentit son cœur s'emballer en y découvrant Florence, et se rappela aussitôt de garder ses distances.

— L'eau est encore chaude, dit-elle simplement.

— Merci.

Il mit deux cuillerées de café instantané dans une tasse.

— Comment s'est passée votre matinée ?

— J'ai traité beaucoup de fractures de Pouteau-Colles, alors qu'il n'y a même pas de verglas, ce matin, dit-elle.

— Oui, ça arrive parfois.

— Vous avez eu une rupture d'appendice au début de l'année, n'est-ce pas ?

Il tourna vers elle un regard surpris.

— Les potins circulent vite, ici…

— Ce n'est pas ça. J'étais dans le box voisin quand vous avez examiné votre patient accidenté, et j'ai entendu votre conversation. Mais je ne l'ai pas répétée.

— Merci, dit-il avec un sourire qu'il espérait désinvolte. Ce n'est pas un bon souvenir. Alors que j'aidais les victimes d'un tremblement de terre, j'ai dû moi-même me faire soigner.

Il n'entra pas dans les détails : la septicémie, la dialyse, l'angoisse de se savoir immobilisé, impuissant, alors qu'il aurait tant voulu agir !

— C'est un bon conseil que vous avez donné à votre patient, cependant.

— Pas si facile de suivre un conseil quand on a un chromosome Y, dit-il plus bas.

Elle rit.

— Au moins, vous êtes honnête à ce sujet.

Elle lui sourit, et de nouveau il sentit son cœur bondir. Sa bouche était la tentation incarnée, et il eut du mal à s'empêcher de tendre la main pour en souligner la courbe de l'index. Il n'avait pas ressenti ce genre d'attirance irrépressible pour quelqu'un depuis des années – depuis ses vingt-quatre ans, lorsqu'il était tombé amoureux d'une de ses camarades d'internat.

Hélas, Janine avait un plan sur cinq ans qui incluait le mariage, un prêt immobilier et des enfants, ce qui était totalement incompatible avec les projets de globe-trotter de Rob. Leur histoire s'était terminée dans les larmes, et Rob ne s'était jamais vraiment pardonné de l'avoir blessée. C'est pourquoi, désormais, il s'assurait que toutes ses conquêtes sachent qu'il ne voulait pas s'engager dans une relation sérieuse.

L'attirance qu'il ressentait envers Florence le troublait. Pourquoi maintenant ? Pourquoi elle ? Que se passait-il en lui ? Des femmes tout aussi jolies qu'elle avaient croisé son chemin au cours des derniers mois, aussi n'avait-il pas été privé de compagnie féminine.

Qu'est-ce que Florence Jacobs avait donc de spécial ?

Avant qu'il n'ait pu s'interroger davantage, elle dit :

— On vous a parlé du dîner de Noël du service ? C'est vendredi prochain, mais on a encore un jour ou deux pour s'inscrire, donc je suis sûre que nous pouvons vous trouver une place si vous le souhaitez.

— Un dîner de Noël ? En octobre ?

— Nous nous organisons au mieux. Comme vous le savez peut-être, les mois de novembre et décembre sont très chargés, et le service est tellement débordé que personne n'a de temps libre, expliqua-t-elle.

— C'est vrai.

Et il savait qu'Ollie le pousserait à participer, et cela serait une bonne occasion d'apprendre à connaître sa nouvelle équipe, même s'il n'était là que pour quelques mois. En effet, il devait partir juste après Noël.

— Merci. Je ne suis pas de garde vendredi prochain, alors je viendrai volontiers. Vous avez besoin d'un acompte ou du paiement total ?

— Puisque Shobu a récupéré la contribution et les

choix de menu de tout le monde la semaine dernière, je suppose que c'est la totalité, dit-elle. Oh… Et les conjoints sont les bienvenus.

— Je viendrai seul, précisa-t-il.

Florence passa la semaine suivante à se répéter que Robert Langley n'était qu'un collègue comme les autres, et à maintenir avec lui une distance amicale mais professionnelle… jusqu'à ce qu'elle entre dans l'hôtel où se tenait le repas de Noël du service.

Shobu lui avait communiqué le *dress code* de la soirée : costume de gala pour les hommes et robe du soir pour les femmes. Florence ne s'attendait pas à ce que Rob soit aussi élégant en smoking et nœud papillon. Élégant, et… incroyablement sexy.

— Vous êtes superbe, lui dit-il en promenant sur elle un regard appréciateur.

— Merci.

Elle avait emprunté à Lexy une robe droite noire toute simple à col bateau. Elle portait un seul rang de perles et des boucles d'oreilles assorties. Sa sœur avait insisté pour la maquiller, tandis que ses nièces lui disaient toutes qu'elle ressemblait à une princesse.

Le compliment lui fit un tel effet qu'elle sentit un picotement au bout des doigts, et que le souffle lui manqua.

Pendant le repas, elle se retrouva assise à côté de Rob et, alors qu'elle se tournait vers lui pour lui faire une remarque anodine, elle croisa son regard.

Au secours…

De si près, elle se rendit compte qu'il avait des yeux magnifiques, avec de longs cils bien ourlés. Quant à sa bouche… À l'idée de la sensation que cette belle bouche contre sa peau susciterait en elle, elle se sentit fondre. Hélas, elle n'était pas près de se laisser embrasser. Pas question de se montrer vulnérable à nouveau !

Tout en espérant que personne ne pouvait percevoir la note de panique dans sa voix, elle lança d'un ton vif :

— C'est délicieux, n'est-ce pas ?

Il remua sur son siège, et sa jambe toucha brièvement la sienne. Même à travers le tissu de son pantalon, elle sentit la chaleur de sa peau, et eut une folle envie de se lover contre lui.

— Savez-vous si nous allons danser, après le dîner ?

Danser ?

Son cerveau embrouillé devait à tout prix trouver une réponse, avant qu'il ne se demande pourquoi elle restait muette.

— Oui, on passera tous les tubes de Noël, et tout le monde sautera dans tous les sens en chantant à tue-tête, répondit-elle.

— Votre sœur est danseuse, mais vous, aimez-vous danser ?

Elle adorait ça. Dan était un excellent danseur. C'était l'une des raisons pour lesquelles elle était tombée amoureuse de lui : dans les bras de Dan, elle avait l'impression de voler.

La dernière année avant leur rupture, ils n'avaient pas dansé ensemble, et elle ignorait s'il avait dansé avec quelqu'un d'autre…

Bien décidée à ne pas laisser les anciennes blessures lui gâcher la soirée, elle fit semblant de ne pas avoir compris sa question pour qu'il ne s'imagine pas qu'elle avait envie de danser avec lui.

— Non, pas vraiment. J'ai pris des cours de danse classique quand j'avais cinq ans, pendant quelques mois, mais ce n'était pas mon truc. J'aimais la musique, j'aimais regarder Lexy danser à la maison, et danser avec elle, mais je n'étais pas prête à passer des heures et des heures à m'entraîner, comme elle.

L'espace d'une seconde, elle vit une lueur passer dans son regard, comme s'il avait compris sa ruse : s'en tenir à une conversation banale et neutre.

Et puis – comble du ridicule – elle fut presque déçue quand il fit précisément ce qu'elle attendait en demandant :

— Qu'est-ce qui vous a décidée à devenir médecin ?

— Je voulais aider les gens, dit-elle, et quand j'ai fait mon internat au service des urgences j'ai compris que c'était ma vocation. Et vous ?

Il sourit.

— Eh bien, quand j'avais treize ans, j'ai flirté avec l'idée de devenir une rock star.

Florence ne s'imaginait que trop bien Rob sur scène. Quel que soit le rôle qu'il aurait choisi dans le groupe, même derrière une batterie, il aurait attiré l'attention des spectateurs, tout comme il retenait la sienne en cet instant.

Pour chasser ces pensées inconvenantes, elle s'efforça de dire sur le ton de la plaisanterie :

— Était-ce un projet un peu sérieux ? Avez-vous appris à jouer d'un instrument, à l'époque ?

— Oh oui ! Nous avions même fondé un groupe, avec mon frère et un ami, expliqua-t-il en riant. Je devais être à la fois guitariste et chanteur, pendant qu'Ollie jouait de la basse, et notre ami Micky, de la batterie. Nous répétions dans le garage. Bizarrement, toute la rue mettait le nez dehors dès que nous allumions les amplis !

— Vous étiez si bons que ça ?

— Nous étions terribles ! Et je veux dire… vraiment terribles. Je ne sais pas qui a été le plus soulagé quand on a arrêté, nos parents ou nos voisins.

Ses yeux d'un bleu très pur se plissaient quand il riait et, de nouveau, elle se sentit faiblir.

Il devait avoir conscience de l'effet qu'il produisait

sur les femmes. Pourtant, il se montrait très modeste, et capable d'autodérision. Ce qu'elle aimait le plus, chez lui, c'était son naturel. Plus à l'aise, soudain, elle confia :

— Je n'ai jamais voulu jouer dans un groupe, mais Lexy et moi avions l'habitude de chanter avec des brosses à cheveux en guise de micros, le dimanche matin, dans la cuisine.

— Vous savez chanter ?

— Je me débrouille, dit-elle, mais c'est plutôt le genre de choses que je fais dans la voiture, avec ma mère, ou avec Lexy et ses filles. Aucune chance pour que je monte sur scène dans une soirée karaoké.

— Je vois.

— Alors, reprit-elle, quand vous avez abandonné l'idée de devenir une rock star, qu'est-ce qui vous a décidé à vous tourner vers la médecine ?

— Je suis tombé amoureux de l'escalade, et j'ai rejoint l'équipe locale de secours en montagne. Le passage de la formation aux premiers secours en montagne aux études de médecine s'est fait naturellement. Enfant, j'ai toujours eu du mal à rester en place, alors le rythme des urgences me convient tout à fait.

Elle se surprit à se demander ce qu'il aimait d'autre. Ce qui le faisait vibrer…

Il fallait à tout prix qu'elle se ressaisisse ! Elle ne voulait pas d'un homme auprès d'elle, si ce n'est en tant qu'ami. Alors pourquoi Robert Langley l'attirait-il à tel point qu'elle avait du mal à détacher ses yeux de lui ? Pourquoi percevait-elle avec acuité le moindre de ses gestes, et frémissait-elle chaque fois que sa main frôlait accidentellement la sienne ?

Heureusement, le chef de département interrompit leur conversation en faisant tinter son verre avec une cuiller, avant de prononcer l'habituel discours qui précédait la distribution des cadeaux du « Père Noël secret ».

Tirés au sort, les cadeaux allaient des chaussettes fantaisie aux décorations de Noël, en passant par les chocolats et les gadgets stupides ou grivois. Florence reçut une jolie bougie parfumée, et Rob, des chaussons représentant des ours polaires affublés d'un bonnet à pompon.

Puis vint l'heure du bal.

Rob avait été captivé par Florence tout au long du dîner. Chaque fois que sa main frôlait la sienne, chaque fois que l'un d'entre eux bougeait sur sa chaise et que sa jambe touchait furtivement celle de l'autre, on aurait dit qu'il y avait de l'électricité dans l'air. Dans cette robe, elle ressemblait plus encore à Audrey Hepburn. Et il avait vraiment envie de danser avec elle, d'onduler à l'unisson sur une musique douce et lente…

Il n'avait pas plutôt formulé cette pensée qu'une petite voix lui souffla de mettre un frein à cet élan. Même s'il avait appris par des bruits de couloir que Florence était célibataire, cela ne signifiait pas qu'elle recherchait une relation. À la façon dont elle écarquillait ses magnifiques yeux bruns, pourtant, il était presque sûr qu'elle avait ressenti le même frisson que lui.

Oui, il devait garder ses distances. Rester léger, détendu, détaché… même s'il la trouvait irrésistible.

Il dansa avec deux infirmières, une urgentiste et deux aides-soignantes. Pendant tout ce temps, il savait exactement où Florence se trouvait sur la piste de danse, même quand il lui tournait le dos. Et pendant tout ce temps il tenta de se convaincre qu'il ne cherchait pas une partenaire. Il voulait se concentrer sur sa remise en forme pour pouvoir reprendre sa vie d'avant. Refaire de l'escalade. Et oublier cette ridicule attirance…

Florence avait dansé toute la soirée, et elle s'était beaucoup amusée. Mais elle n'avait pas réussi à faire abstraction de la présence de Rob, à quelques pas d'elle, sur la piste. Il avait avoué être un mauvais chanteur, mais il dansait bien, et semblait très attentif aux mouvements de sa partenaire. Il avait dansé avec presque toutes les femmes du service, qui avaient paru apprécier ses manières décontractées. Il était visiblement soucieux que tout le monde passe un bon moment.

Rob Langley était bienveillant.

Il était plus qu'agréable à regarder.

Et il était célibataire…

Elle se secoua. Que lui arrivait-il donc ? Avait-elle oublié ses bonnes résolutions ? Pas d'engagement, pas de complications, pas de déception. Elle en avait fini d'avoir le cœur brisé et de voir ses rêves réduits à néant.

Elle sourit à son cavalier, puis, à la fin de la chanson, sentit un picotement sur sa nuque : Rob était là.

Tout près d'elle.

— Docteur Jacobs, me ferez-vous le plaisir de m'accorder cette danse ? pria-t-il.

Comment résister ?

— Bien sûr, répondit-elle d'un ton qu'elle voulait désinvolte.

Soudain, on tamisa les lumières et un slow retentit dans les haut-parleurs. Il la prit dans ses bras et la serra contre lui, assez pour qu'elle sente la chaleur de sa peau à travers sa chemise, les battements sourds de son cœur…

Florence pouvait à peine respirer.

Malgré ses talons hauts, elle n'était pas assez grande pour danser joue contre joue avec lui. Elle fut prise d'un léger vertige. Depuis combien de temps n'avait-elle pas dansé ainsi avec un homme ?

Elle s'écarta très légèrement et leva les yeux vers lui. L'intensité de son regard la bouleversa. Ressentait-il la même chose qu'elle ? Tout à coup, elle avait l'impression que la piste était devenue invisible, que les autres danseurs s'étaient effacés et qu'il ne restait plus qu'eux deux dans la salle. Se sentait-il pris de la même fièvre qu'elle ?

Ces questions devaient se lire dans ses yeux, car il l'attira plus près, et pencha sa tête vers la sienne. Elle sentit ses lèvres sur sa joue. Douces, légères… et si tentantes !

Rien qu'un baiser, un seul ? Quel mal y aurait-il à répondre à cette invite en lui rendant son baiser ?

Sans se laisser le temps de changer d'avis, elle tourna légèrement son visage pour que ses lèvres effleurent les siennes, et sentit un frisson courir dans tout son corps, comme si chaque veine, chaque terminaison nerveuse s'étaient soudainement embrasées. Elle crut perdre l'équilibre, mais ses bras étaient là, autour d'elle, et il la guidait sur la piste de danse.

Cela n'était pas censé se produire. Il s'agissait d'un événement professionnel, auquel participaient bon nombre de leurs collègues. Ils ne pouvaient pas se comporter comme deux adolescents énamourés, tout de même !

Quand il l'embrassa de nouveau, Florence fut incapable de penser correctement. Elle se rendait compte que la chanson avait changé mais était toujours aussi lente. Si elle avait eu un peu de bon sens, elle aurait fait un pas en arrière et lui aurait suggéré de changer de cavalière. Mais elle en était incapable, tant elle avait envie de sentir ses bras enroulés autour d'elle, son cœur qui battait au rythme du sien…

Cela faisait si longtemps qu'elle n'avait pas ressenti un tel désir pour quelqu'un. Et elle en était si troublée qu'elle n'avait aucune idée de ce qu'il fallait faire.

Rob n'avait pas décidé d'embrasser Florence. C'était arrivé, c'est tout. Mais cela l'avait bouleversé. Il ne se souvenait pas de la dernière fois qu'il avait ressenti une attirance aussi forte pour une femme. Il ne connaissait pas Florence depuis longtemps, à peine quelques semaines, mais il avait l'impression que cela faisait une éternité.

Il se souvint alors de la promesse faite à son jumeau : être plus raisonnable, comme lui. Que ferait Oliver maintenant ? Il danserait avec ses autres collègues et leur ferait la conversation, un sourire plaqué sur les lèvres. Très bien. C'était un bon plan, que Rob suivit à la lettre après s'être séparé de Florence.

Il avait prévu de prendre joyeusement congé de Florence à la fin de la soirée et de lui souhaiter bonne nuit, comme à ses autres collègues, mais les mots qui sortirent de sa bouche étaient très différents.

— Veux-tu rester prendre un verre avec moi ?

— L'hôtel va fermer, murmura-t-elle en levant vers lui ses grands yeux bruns.

— Pas pour les clients.

Elle parut surprise.

— Tu dors ici ce soir ?

— Oui.

Il avait prévu cela pour ne pas avoir à rentrer chez lui au cas où la fatigue profonde qui le frappait encore de temps en temps se manifesterait. Mais il n'avait pas l'intention de lui parler de tout ça.

— Viens prendre un verre avec moi au bar, répéta-t-il.

Que ferait-elle ? Accepterait-elle, ou ferait-elle machine arrière ? Il voulait qu'elle reste, mais en même temps il appréhendait la suite. Et sa bouche était si sèche qu'il ne pouvait pas parler. Il se contenta de hocher la tête.

— D'accord. Je veux bien prendre un verre de vin avec toi, à condition que ce soit moi qui t'invite.

— Désolé, mais je préfère que tu me payes un café la semaine prochaine, si ça te fait plaisir.

Pourquoi avait-il dit ça, comme s'il organisait… un prochain rendez-vous ?

Elle se contenta d'acquiescer d'un signe de tête.

Il choisit une table dans un coin tranquille du bar, lui demanda ce qu'elle voulait boire et commanda deux verres de vin blanc. Et, alors qu'ils bavardaient, il se surprit à la regarder pendant qu'elle sirotait son chardonnay. Il se rappelait le contact de sa bouche contre la sienne, sa chaleur, sa douceur. Il voulait recommencer, l'embrasser de nouveau et la sentir fondre contre lui.

Quand il plongea son regard dans le sien, elle rougit légèrement. Pensait-elle à la même chose que lui ? Se souvenait-elle de ce qu'elle avait ressenti en l'embrassant ? En voulait-elle davantage ?

Elle posa son verre.

— Il faut que j'y aille…

C'était la solution la plus raisonnable, sans aucun doute. Pourtant, il s'entendit répondre :

— Tu peux rester, aussi, si tu veux…

Il sentit son pouls s'accélérer comme il murmurait :

— Reste…

Il eut l'impression d'entendre les questions qui se bousculaient en elle : devait-elle rester ou partir ? Qu'est-ce qui la retenait ? Pensait-elle que ce serait difficile, ensuite, entre eux au travail ?

— Cela restera entre nous, jusqu'à ce que nous en sachions davantage, dit-il.

Il y eut une longue, longue pause, puis elle demanda d'une voix légèrement rauque :

— Et si je décide de rester ?

Se sentait-elle aussi nerveuse que lui ?

Il aurait voulu la rassurer, mais il ne s'en sentait pas capable.

— Je ne sais pas, avoua-t-il. Je n'avais pas vraiment prévu ça.

C'était fou. C'était nouveau. Comme un pas vers l'inconnu. Curieusement enhardi, il prit une profonde inspiration.

Son aveu dut la réconforter, car elle dit dans un souffle :

— Oui…

Un petit mot, un seul, mais qui changeait tout.

En silence, il se leva et lui prit la main pour l'entraîner vers l'ascenseur.

La cabine était étonnamment étroite, juste assez grande pour qu'ils puissent s'y tenir tous les deux. Une fois que les portes se furent refermées derrière eux, Rob prit son visage dans ses mains et l'embrassa.

Elle frémit quand leurs lèvres se séparèrent.

— Ce n'était pas censé se passer comme ça, dit-il, mais la vie nous joue parfois de drôles de tours. Et j'aime ça !

— Moi aussi.

Quand ils sortirent de l'ascenseur et s'engagèrent dans le couloir, elle n'eut soudain plus qu'une envie : être seule avec lui, dans un lit.

À son grand soulagement, sa carte-clé fonctionna du premier coup. Il ouvrit la porte, s'écarta pour la laisser entrer, puis alluma une petite lampe, sur une console.

N'y tenant plus, elle franchit l'espace qui les séparait et glissa les bras autour de son cou.

Il avait l'impression qu'un feu d'artifice venait d'exploser dans sa tête, comme s'il se réveillait d'un trop long sommeil. Elle le désirait autant qu'il la désirait, et désormais plus rien ne pourrait les arrêter.

Quand il rompit leur baiser, il la fit doucement pivoter et défit la fermeture Éclair de sa robe, avant de poser les lèvres sur sa nuque.

— Tout va bien ? murmura-t-il.

— Oui.

Il fit glisser la robe, qui tomba à ses pieds dans un bruissement.

— Tu es belle, souffla-t-il alors qu'elle se tournait

vers lui, avant de suivre du doigt le bord en dentelle de son soutien-gorge.

Elle sentit son pouls s'accélérer.

— Tu es encore tout habillé, murmura-t-elle. Je pense qu'il faut y remédier et rétablir l'équilibre.

— Je suis entre tes mains…

Elle eut un peu de mal avec son nœud papillon, mais finit par y arriver. Sa chemise suivit, et son souffle s'alourdit alors qu'elle défaisait chaque bouton, ses doigts effleurant sa peau.

Il n'était pas très patient, mais il ne voulait surtout pas la presser. Il la laissa donc imposer son rythme, caresser ses épaules, les muscles de son dos… Chacun de ses gestes sensuels le rendait fou de désir, et il tremblait presque quand elle s'arrêta.

— Florence ? S'il te plaît, continue…

Il prit sa main, la porta à sa bouche et embrassa tour à tour le bout de chaque doigt.

— J'essaye de me dominer, avoua-t-il. Mais je perds un peu plus le contrôle à chaque seconde.

Son sourire produisait sur elle un effet dévastateur.

Rob Langley était la séduction incarnée, et il le savait.

Il était aussi très sexy, et Florence le désirait de toute son âme. Il y avait très, très longtemps qu'elle ne s'était pas sentie aussi bien que lorsqu'elle était lovée dans ses bras, sur la piste de danse. Pour être honnête, cela remontait sans doute aux débuts de son mariage. Et elle voulait éprouver ces sensations de nouveau, sortir de la solitude qu'était devenue sa vie. Elle voulait vivre, aimer, s'épanouir enfin !

Et Rob le voulait aussi.

Elle se hissa sur la pointe des pieds et l'embrassa.

Ensuite, tout se déroula comme dans un brouillard, ils

se retrouvèrent tous deux nus sur le lit, peau contre peau… Lentement, Rob se mit à déposer une pluie de baisers sur tout son corps. Quand il happa un téton entre ses lèvres, elle s'embrasa tout entière. Elle le désirait si fort qu'elle en avait le vertige…

Alors qu'agenouillé entre ses cuisses il lui prodiguait la plus intime des caresses, le plaisir la prit, presque par surprise. Elle avait presque oublié la sensation de cette lame de fond qui enflait en elle, puis l'emportait sans retour…

— Ça va ? demanda-t-il.

Elle sourit, aux anges.

— Oui…

— Je mourais d'envie de te faire jouir. En premier…

Rob était un amant généreux, attentionné, passionné…

Déjà, il l'embrassait de nouveau, et il l'excita avec ses mains, sa bouche, jusqu'à ce qu'elle frémisse de désir. Un désir plus fort que sa propre volonté, plus fort qu'elle-même. Elle le vit prendre un petit sachet argenté qu'il déchira avant de glisser le préservatif sur son sexe dressé, un spectacle qui, loin de la mettre mal à l'aise, l'excita davantage encore. Puis, n'y tenant plus, il entra en elle d'un puissant coup de reins…

D'instinct, elle enroula les jambes autour de ses hanches comme pour mieux s'offrir à lui, et ils s'aimèrent sans retenue, oubliant tout ce qui n'était pas eux deux…

Cette fois, ils atteignirent le septième ciel dans un même cri. Enlacés, ils restèrent longtemps sans bouger, une fois que les vagues du plaisir se furent retirées.

À contrecœur, il s'écarta doucement d'elle, puis se leva sans un mot et disparut dans la salle de bains attenante.

Voulait-il lui signifier qu'il était temps qu'elle parte ?

Cela faisait si longtemps qu'elle n'avait pas fait l'amour avec un homme qu'elle ne savait pas quoi faire. Devait-elle s'habiller et partir ? Ou passer la nuit dans son lit ?

Elle était encore en train d'essayer de résoudre ce

dilemme quand il revint de la salle de bains. C'est alors qu'elle remarqua la discrète cicatrice sur son bas-ventre.

Il capta visiblement son regard, car il fit une légère grimace.

— Désolé. J'aurais dû mettre une serviette ou…

Elle secoua la tête.

— Ce n'est pas ça. Ça a l'air… assez récent, non ?

Rob prit une profonde inspiration. Il pouvait lui faire confiance et raconter son histoire ou éluder la question.

Il ne réfléchit pas très longtemps, et commença :

— Bon, la version brève : j'ai subi une transplantation rénale en juin. Mon médecin m'a autorisé à reprendre le travail à temps partiel, alors je me remets doucement au travail. C'est pourquoi je ne suis présent que trois jours par semaine dans le service.

Il la vit froncer les sourcils. Elle était bien placée pour savoir qu'une greffe de rein était une opération assez sérieuse, qui exigeait une longue convalescence.

Il soupira.

— Le chef de service est au courant, mais nous sommes convenus de garder ça entre nous. Je ne veux pas que les gens pensent que je suis faible ou que je ne suis pas en mesure de bien faire mon travail.

— Pourquoi penseraient-ils ça ?

— Parce que… c'est comme ça que je me suis senti pendant des mois : incapable de faire quoi que ce soit, privé de tout ce qui, avant, donnait du sens à ma vie. Je déteste que les gens me traitent comme si j'étais fragile. Ce n'est pas le cas !

— En effet, ce n'est pas l'impression que tu donnes, admit-elle avec un sourire.

— Mais j'ai parfois des moments de faiblesse. C'est

juste que… tu m'as vu tel que je suis. Je ne veux pas que ça change quoi que ce soit entre nous.

— Je ne te juge pas, assura-t-elle. J'ai le sentiment que tu le fais très bien toi-même.

— Peut-être. Ne plus pouvoir faire ce que j'ai toujours fait m'a profondément miné. C'était comme si on m'avait enfermé dans une boîte qui rapetissait chaque jour un peu plus.

— Quoi que tu me confies, dit-elle doucement, je le garderai pour moi, sois-en certain.

— J'ai déjà compris que tu n'étais pas une commère.

— Merci. Pour ton info, je n'ai parlé à personne de tes problèmes de santé.

Il laissa échapper un soupir de soulagement.

— J'ai fait du volontariat pour une organisation humanitaire. J'ai des compétences qui peuvent être utiles et j'aime travailler dans des situations difficiles. J'ai longtemps mis mes douleurs sur le compte d'un changement d'eau et de nourriture.

Il haussa les épaules.

— Il s'est avéré que c'était mon appendice, qui s'est rompu. Je me suis retrouvé avec un grave empoisonnement du sang et mes reins ont lâché. J'ai dû rester sous dialyse pendant plusieurs semaines. J'avais besoin d'une transplantation. C'est Ollie, mon jumeau, qui m'a donné un de ses reins.

— C'est un don extraordinaire, déclara-t-elle.

— Je sais. C'est un homme extraordinaire, aussi.

Il la regarda.

— J'ai complètement plombé l'ambiance, n'est-ce pas ?

— C'est moi qui ai abordé le sujet, rectifia-t-elle. Tu ne peux donc pas être le seul responsable.

— Je suppose, dit-il avec ironie. Je peux t'appeler un taxi, si tu le souhaites. Ou…

Il prit une profonde inspiration.

— Ou tu peux rester. T'endormir avec moi. Te laisser aller et oublier le monde, juste pour un petit moment.

C'était tentant.

C'est très, très tentant.

Après tout, qu'est-ce qu'il l'attendait, si elle partait maintenant ? Un appartement vide où elle ne se sentait toujours pas chez elle. Ici, elle pourrait se blottir dans les bras de l'homme qui l'avait fait se sentir si bien, oublier un peu ses soucis, profiter un instant de cette chaleur, de cette intimité. Sans promesses, ni complications.

La décision fut facile à prendre.

— Je crois que je vais rester, murmura-t-elle.

Comme il s'allongeait sur le dos, elle se blottit contre lui, posa sa tête sur son épaule et mêla ses doigts aux siens.

Elle penserait à demain plus tard.

3.

Le lendemain matin, Florence se réveilla d'excellente humeur. Il lui fallut quelques instants pour se rendre compte qu'elle n'était pas dans son lit. Et pour réaliser qu'un corps était blotti contre le sien, doux et chaud. Puis elle se rappela la nuit précédente : la danse avec Rob, leurs baisers, et…

Elle comprit qu'elle avait commis une erreur. Une erreur qui risquait de lui compliquer singulièrement la vie.

Ils ne s'étaient pas rien promis, pourtant.

Mais comment accueillir Rob, ce matin, et gérer la suite ?

Elle ne voulait pas d'une relation suivie. Après le désastre qu'avait été son mariage, elle ne voulait plus jamais risquer son cœur. Hier soir, elle avait cédé à la tentation, mais elle pouvait se ressaisir, revenir en arrière…

Que penserait Rob de ce qui s'était passé entre eux ? Verrait-il cela comme le début d'une relation ? La nuit dernière, il lui avait suggéré d'oublier le monde pendant un moment. De poser ses bagages. Mais comment verrait-il les choses, ce matin ?

Même si elle savait qu'ils avaient vraiment besoin d'en parler, elle appréhendait cette conversation. S'il voulait vraiment entamer une relation avec elle, elle n'était pas sûre de pouvoir assumer le risque d'un échec, comme cela avait été le cas avec Dan. Elle redoutait un nouveau rejet, et ne voulait pas être une fois de plus celle qui n'était pas assez bien pour qu'on s'attache durablement à elle.

De plus, il avait clairement dit qu'il n'était là que pour quelques mois, et elle ne voulait pas s'engager dans une relation à durée limitée, dont elle ne pourrait que souffrir lorsqu'elle s'achèverait. À quoi bon ?

Quelle que soit la façon dont elle voyait les choses, elle risquait de se brûler les ailes. Encore une fois. Et même si ses craintes n'étaient pas fondées – même si Rob voulait s'engager, même s'il changeait d'avis et restait à Asherwick, même si elle trouvait le courage de tenter sa chance – il l'avait clairement mise en garde : elle ne devait pas se faire d'illusions.

Il y avait aussi le fait que… Rob avait subi une greffe de rein. Ce qui signifiait qu'il devait prendre un traitement immunosuppresseur, qui, elle le savait en tant que médecin, affectait la fertilité. Ainsi, elle pourrait se retrouver dans la même situation qu'avec Dan. Mais elle allait trop vite en besogne ; elle ignorait totalement s'il voulait des enfants. Pourquoi aurait-il évoqué ce sujet très personnel, alors qu'ils se connaissaient à peine ?

Oui, il serait préférable de partir maintenant. De mettre un terme à tout cela, avant que l'un ou l'autre ne s'implique plus avant. Elle devait considérer la nuit dernière comme une aventure, rien de plus. Une parenthèse de bien-être et de plaisir qui ne devait pas se répéter, sous peine de causer déception et souffrance. À l'avenir, elle devrait donc étouffer ses émotions, ses désirs, et s'en tenir avec lui à des relations strictement professionnelles jusqu'à ce qu'il quitte le service des urgences.

Doucement, elle se tourna vers lui. Sa respiration était profonde et régulière. Parviendrait-elle à sortir du lit, à s'habiller et à partir sans qu'il se réveille ?

Probablement pas, mais elle allait essayer, même si elle ne trouvait pas cela très courageux. Au moins, cela leur éviterait à tous les deux de se sentir mal à l'aise. Elle lui enverrait un message plus tard pour s'excuser.

Avec précaution, elle souleva son bras, et, sans se réveiller, il l'attira plus près encore.

Comment faire ? Elle opta pour une autre méthode. Après avoir pris une profonde inspiration, elle se libéra et se glissa sur le côté du lit.

— Rob… Rob.

Il se réveilla aussitôt.

— Florence ?

— Désolée. Je dois y aller.

Elle se leva. Puis elle fit l'erreur de le regarder. Ces magnifiques yeux bleus. La barbe naissante, si douce contre sa peau, la courbe sensuelle de sa bouche…

Elle se souvint de ce qu'il lui avait fait ressentir, cette nuit. Il s'était montré généreux, soucieux de son plaisir. Même la première fois avait été bien meilleure que ce qu'une première fois aurait dû être : pas de gêne ou d'embarras, mais un désir d'exploration, de découverte. Ils avaient fait de nouveau l'amour dans la nuit, leurs deux corps en parfaite harmonie…

Elle devait partir. Maintenant. Avant de se perdre à nouveau dans les bras de Rob, et de rêver à des choses qu'elle ne pouvait pas avoir.

— Désolée, marmonna-t-elle.

Ses cheveux étaient trop courts pour être décoiffés, mais il parvenait quand même à avoir l'air ébouriffé… et terriblement sexy !

— Pourquoi ne restes-tu pas pour le petit déjeuner ? dit-il. Je peux appeler le *room service*. Ensuite, je te ramènerai chez toi.

L'espace d'une seconde, Florence s'imagina partageant un café avec lui, lui volant un morceau de croissant, lisant tranquillement les journaux du week-end…

Cette scène de bonheur domestique était charmante – c'était ce qui lui avait manqué durant son mariage, et tout ce qu'elle ne pouvait pas se permettre de vouloir à nouveau.

— Désolée. Je préfère… prendre un taxi. Ça te dérangerait de…

Elle se sentit rougir. Vu ce qu'ils avaient partagé hier soir, lui demander de détourner le regard pendant qu'elle s'habillait la ferait passer pour une adolescente.

À son grand soulagement, il comprit et tourna simplement la tête.

Elle récupéra ses vêtements et s'habilla rapidement. Dès qu'elle rentrerait chez elle, elle se doucherait et se changerait, mais pour l'instant elle allait devoir se débrouiller.

— On se voit plus tard, à l'hôpital ?

— Oui, répondit-il en posant sur elle un regard indéchiffrable.

Elle s'était rarement sentie aussi embarrassée. Elle n'avait pas la moindre idée de ce qu'elle devait lui dire – et lui parler de Dan n'était certainement pas une bonne idée. Elle était une adulte et aurait dû depuis longtemps se remettre de cette trahison. Rien de tout ça n'était la faute de Rob, naturellement, mais elle ne pouvait pas expliquer ce qu'elle ressentait. Les mots restaient coincés dans sa gorge.

Pressée de partir, elle se dirigea vers la porte, puis sortit sans ajouter un mot.

Heureusement, elle réussit à trouver un taxi presque aussitôt, car elle avait hâte de rentrer chez elle pour se remettre les idées en place.

Parce qu'elle et Rob allaient devoir travailler ensemble pendant les deux prochains mois, et que leurs patients devaient être leur priorité absolue, elle devait trouver un moyen de se comporter pour que tout se passe bien entre eux, au travail. Comme si cette nuit n'avait pas existé

Mais elle avait besoin d'une douche et d'une tasse de café fort avant de pouvoir commencer à réfléchir à la manière de le faire.

Pour Rob, le réveil fut difficile. La nuit dernière, Florence s'était montrée à la fois douce et passionnée, sage et audacieuse… Faire l'amour leur avait procuré beaucoup de plaisir à tous les deux. Elle était restée pour la nuit, dans ses bras… Juste avant de sombrer dans le sommeil, il avait prévu de lui demander de rester pour le petit déjeuner, puis de lui suggérer qu'ils fassent quelque chose ensemble – soit dans la matinée si elle n'était pas occupée, soit la prochaine fois qu'ils seraient tous les deux en congé si elle avait d'autres projets. Peut-être une promenade sur la plage ou un déjeuner au pub ? Ils avaient besoin de temps pour apprendre à se connaître. Cela faisait longtemps qu'il n'avait pas été aussi curieux d'en savoir plus sur une femme !

Ce matin, si elle avait pu sortir du lit sans le réveiller, il était presque sûr qu'il aurait découvert qu'il était seul en ouvrant les yeux. En fait, elle avait eu l'air très pressée de partir.

Qu'est-ce qui avait mal tourné ?

Plus il y pensait, plus il était perplexe. Il était presque sûr qu'il n'avait rien fait pour la blesser ou la contrarier, mais elle lui avait clairement fait comprendre qu'elle ne voulait pas apprendre à mieux le connaître. Que, pour elle, cette nuit était la seule qu'ils passeraient ensemble.

Peut-être cela avait-il un rapport avec sa propre histoire, son passé à elle, et non avec son comportement à lui.

Mais maintenant il commençait à comprendre ce que beaucoup de ses petites amies avaient ressenti : il ne s'engageait pas. Alors que d'ordinaire c'était lui qui partait, cette fois, les rôles étaient inversés, et être celui qu'on rejetait n'était vraiment pas un sentiment agréable. C'était la première fois que Rob ressentait ça, et il n'aimait pas ça. Il s'en voulait de désirer quelque chose qu'il ne pouvait pas avoir et avait honte de la façon dont il avait traité ses ex.

D'une manière ou d'une autre, Florence et lui allaient

devoir trouver un moyen de reprendre leur relation professionnelle, de laisser leur gêne derrière eux et de se concentrer sur leurs patients.

Mais comment oublier la sensation de sa peau contre la sienne, le goût de sa bouche, ses yeux embrumés par le plaisir… Comment oublier cette nuit ?

Il voulait plus.

Mais pas elle.

— Ressaisis-toi ! lança-t-il tout haut, avant de se diriger vers la salle de bains.

Une douche froide lui remettrait les idées en place, puis il tenterait de trouver un moyen de réparer l'erreur qu'il avait commise.

Une douche et une tasse de café n'arrangèrent pas les choses. Florence ne se sentait pas bien du tout. Même la couture, son passe-temps favori, ne réussissait pas à lui faire oublier ses tracas. Après avoir tenté en vain de se concentrer sur son ouvrage, elle abandonna et envoya un message à sa sœur.

Je peux venir prendre un café ?

La réponse fut immédiate :

Bien sûr que oui !

Lexy l'accueillit en la serrant dans ses bras, puis recula d'un pas et fronça les sourcils avant de la faire entrer dans la cuisine.

— Que s'est-il passé ? Je m'attendais à ce que tu sois en pleine forme après la nuit dernière. Tu adores la fête de Noël de l'hôpital ! Surtout quand on danse.

— C'était bien, prétendit Florence.

Lexy lui jeta un regard en coin, puis posa un mug de café et un muffin au chocolat devant elle.

— Max a emmené les filles chercher du pain pour le déjeuner, elles vont probablement nourrir les canards en rentrant. Nous avons une demi-heure. Dis-moi…

— Il n'y a rien à dire.

Lexy croisa les bras et fixa Florence.

— Ne me fais pas ton regard sévère de prof de danse ! s'écria Florence, avant de céder en confiant : J'ai fait quelque chose de stupide.

Lexy attendit qu'elle en dise davantage.

— Je… J'ai passé la nuit avec un collègue.

— Qui ça ?

Comme Florence ne répondait pas et baissait les yeux, Lexy demanda :

— Et vous avez utilisé une protection ?

— Oui. Bien sûr.

Lexy leva un sourcil, puis déclara :

— Je suppose que vous étiez tous les deux consentants, alors quel est le problème ?

Florence gémit.

— C'est mon nouveau collègue. Il n'est là que pour quelques mois.

— Et… ?

Pourquoi sa sœur ne comprenait-elle donc pas ? Florence se prit le visage dans les mains.

— Je n'arrive pas à croire que j'ai fait ça. Passer la nuit avec quelqu'un que je connais à peine…

— Ça t'a probablement fait du bien. Il est plus que temps d'oublier Dan, dit doucement Lexy.

— Mais rien n'est possible entre nous ! Son poste n'est que temporaire et…

— Ce n'est pas un problème non plus, déclara Lexy. Peut-être cette aventure t'aidera-t-elle à tourner la page. À moins que tu ne l'apprécies vraiment, et qu'une histoire commence entre vous…

C'était ce qui l'effrayait le plus. Elle avait apprécié la

compagnie de Rob durant le dîner de Noël du service. Elle avait aimé le taquiner et flirter avec lui. Elle avait aimé l'embrasser. Et faire l'amour avec lui…

Et il était le premier homme qu'elle remarquait depuis Dan.

— Je ne sais pas quoi penser, dit-elle.

Et elle était sincère : en ce moment, elle était plus confuse qu'elle ne l'avait jamais été.

— Ce sont des choses qui arrivent, Florence. Tu as un travail intense, stressant. Tout le monde a besoin de relâcher la pression de temps en temps.

— Sans doute, mais je ne suis pas du genre à avoir des aventures d'un soir.

— Peut-être qu'il est temps que tu fasses cette expérience.

Lexy sourit d'un air malicieux, puis ajouta :

— Tu as pris des photos, la nuit dernière ? Il est beau ?

— Pas de photos, mais il est très beau, dit Florence : grand, les cheveux noirs, les yeux bleus, sportif…

— Il va travailler à l'hôpital pendant encore quelques semaines, au moins. Si tu en as envie, tu pourrais le revoir et prolonger un peu cette aventure, non ? suggéra Lexy.

Florence se mordit la lèvre.

— Impossible. Nous travaillons ensemble.

— Beaucoup de gens ont des relations avec leurs collègues, tu sais. Tu es assez professionnelle pour ne pas laisser votre relation influer sur le travail.

— Ce n'est pas seulement ça. Je… Je me suis pratiquement sauvée, ce matin. Au revoir et…

Comme elle étouffait un sanglot, Lexy posa la main sur son bras.

— Et maintenant tu te sens ridicule et tu ne sais pas quoi faire ?

— Oui. Je ne me suis pas bien comportée. Il a proposé de commander un petit déjeuner au service d'étage et je me suis enfuie !

— Regarde le côté positif : il saura que tu n'as pas l'habitude des aventures d'un soir.

— Je me sens si stupide !

— Nous regrettons tous certaines de nos actions, c'est normal, Florence. Parle-moi plutôt de lui.

— Il n'y a pas grand-chose à dire. C'est un médecin urgentiste, il travaille avec moi, et il aime l'escalade.

— Pourquoi est-il en CDD ?

— Il a eu une rupture de l'appendice alors qu'il travaillait dans une zone sismique. Cet accident a détruit ses reins et il a dû subir une transplantation. Sa famille est dans la région, alors il s'est rapproché d'elle.

— On dirait qu'il a eu une période difficile.

Florence se sentit plus mal encore de l'avoir abandonné comme ça. Elle ne pouvait même pas lui envoyer un message pour s'excuser, car elle n'avait pas son numéro !

— Tu ne m'as pas tout dit, n'est-ce pas ? demanda Lexy.

On pouvait faire confiance à sa sœur pour aller droit au but.

— En effet, soupira-t-elle. Quand on reçoit une greffe, on doit prendre des médicaments pour empêcher le rejet du nouvel organe. Et cela affecte la fertilité.

Lexy fit aussitôt le lien.

— Tu veux dire que, si tu t'engageais dans une relation avec lui, tu risquerais de te retrouver sans la même situation qu'avec Dan ?

— Oui.

Sa sœur la regarda.

— Je trouve que tu vas beaucoup trop vite. Pour l'instant, il ne s'est rien passé, ou presque. Et puis tout le monde ne réagit pas comme Dan. Ce type n'est peut-être pas un abruti fini qui n'envisagerait pas la FIV ou l'adoption de crainte de voir sa virilité menacée ! lança Lexy. Tu réfléchis trop, Florence. Si ce type te plaît, sors avec lui. Tu verras bien où cela te mène !

— Je ne veux pas connaître un nouvel échec, affirma Florence. Mais, d'un autre côté, je peux difficilement lui confier tout ça et lui parler d'enfants maintenant, sous peine de le faire fuir pour de bon ! Les histoires de FIV et de stérilité, on ne peut pas dire que ce soit très romantique !

— Ce serait sans doute un peu trop, en effet, convint Lexy. Est-ce qu'il sait, pour Dan ?

— Non. Personne à l'hôpital ne sait ce qui s'est passé à Leeds. Juste que j'ai été mariée avant, que ça n'a pas marché, et que je me concentre désormais sur mon travail…

À force de se répéter cela, elle avait presque fini par y croire.

Lexy la serra une nouvelle fois dans ses bras.

— Ma chérie, je sais que tu as peur. Mais tu ne peux pas te protéger ainsi pour toujours. Tu te prives, en érigeant des barrières autour de toi. C'est comme apprendre à danser ou à coudre. Au début, on n'arrive pas à faire le nouveau pas ou le nouveau point, mais on persévère et on finit par y arriver…

— C'est tout de même une drôle de comparaison ! protesta Florence.

— Je te l'accorde, dit Lexy en lui ébouriffant les cheveux. Il s'agit d'affronter la peur, car c'est elle, ta véritable ennemie. Quel est le pire qui puisse arriver ? Tu commences à sortir avec lui, tu découvres que les sentiments ne sont pas au rendez-vous, vous vous séparez et restez bon amis ! Où est le problème ?

Non, songea Florence. Le pire qui pourrait lui arriver serait de tomber amoureuse de lui et de découvrir qu'il ne voulait pas d'enfants. D'un autre côté, le moyen le plus sûr de ne pas avoir d'enfants était évidemment de refuser toute relation…

— Parle-lui, reprit Lexy.

— Oui, je vais le faire, prétendit Florence.

— Il y aura peut-être un léger malaise la prochaine

fois que tu le verras. Mais souris, demande-lui si tu peux prendre un café avec lui pendant ta pause, et explique-lui que tu as eu une période difficile à la fin de ton mariage… Et si tu lui proposais de recommencer à zéro et de sortir prendre un verre un soir après le travail ?

Ça semblait si simple, dit comme ça ! Si facile. Un pas après l'autre…

Alors pourquoi n'osait-elle pas franchir le cap ?

Rob prit une douche, se changea et descendit au restaurant prendre son petit déjeuner. Il savait qu'il en avait besoin, mais il ne pouvait pas supporter l'idée de demander un service à l'étage alors qu'il était seul. Parce que Florence l'avait rejeté. Tout ce qu'il voulait, c'était sortir de cette chambre au plus vite.

Un café et un sandwich au bacon lui permirent de retrouver un semblant de sérénité. Il fit son sac de voyage, rangea la chambre et se rendit à la réception pour régler sa facture.

Il était tenté de conduire jusqu'à Ashermouth Bay pour voir Oliver, mais il était presque sûr que son jumeau avait des projets avec Gemma. Il savait qu'ils seraient tous les deux assez généreux pour lui demander de se joindre à eux, mais il ne voulait pas gâcher leur journée avec sa mauvaise humeur.

Ses parents ? Non, parce que sa mère remarquerait qu'il était nerveux et l'assaillerait de questions.

Quant à des amis – outre le fait qu'il y avait plusieurs heures de route jusqu'à Manchester –, ils seraient tous occupés à travailler ou déjà partis à l'assaut des sommets.

L'escalade était ce qui lui manquait le plus. La seule chose qui le faisait vibrer. Sentir le vent dans ses cheveux, pousser son corps jusqu'à ses limites, ne faire qu'un avec la nature… Mais il savait aussi qu'il n'était pas assez en forme pour reprendre ce sport, et il n'était pas assez égoïste pour mettre une équipe de secours en danger juste parce qu'il refusait d'être considéré comme fragile.

Au lieu de cela, il passa la majeure partie du samedi à nettoyer son appartement tout en exécrant chaque minute.

Il ne se sentait toujours pas chez lui dans cet endroit, même après qu'il eut placé des photos de famille sur la cheminée. Comment son jumeau réussissait-il à transformer un appartement vide en foyer chaleureux en un rien de temps, alors que tout ce que Rob faisait était temporaire ?

— Pour l'amour de Dieu, arrête de pleurnicher et ressaisis-toi ! lâcha-t-il tout haut. Tu as beaucoup, beaucoup de chance. Tu as une famille qui t'aime autant que tu l'aimes – y compris un frère qui t'aime assez pour te donner un rein afin que tu puisses vivre à nouveau au lieu de rester cloué sur un lit d'hôpital. Tu fais un travail qui donne un sens à ta vie. Tu as un toit au-dessus de la tête. Tu as des amis, même si la plupart d'entre eux se trouvent à l'autre bout du pays en ce moment. Tu n'as absolument aucune raison d'être malheureux.

Hélas ! Il avait beau tenter de se rassurer, une question continuait de le tarauder : qu'est-ce qui n'allait pas chez lui pour que Florence s'éloigne si vite ?

Était-ce parce qu'il avait envisagé que cette nuit ne se reproduise pas ?

Et peut-être qu'elle avait raison. Il n'avait pas un grand palmarès, mais combien de relations avait-il laissées s'éteindre parce qu'il n'était pas prêt à faire assez d'efforts ? Combien de femmes avait-il blessées parce qu'il ne songeait qu'au prochain défi, à la prochaine aventure ?

Il n'avait toujours pas de réponse lorsqu'il retourna travailler, le lundi.

Quand il croisa Florence, il se sentit mal à l'aise. Ou plutôt maladroit.

— Bonjour ! dit-elle en souriant, comme elle souriait à tous leurs autres collègues.

Mais il remarqua qu'elle évitait son regard, signe qu'elle était embarrassée, elle aussi.

Il ne pouvait pas parler de ce qui s'était passé avec elle, surtout ici. La dernière chose qu'il voulait, c'était que les rumeurs se répandent comme une traînée de poudre dans les couloirs de l'hôpital ; il n'était peut-être ici que temporairement, mais pas elle, et il ne serait pas juste de faire d'elle l'objet de tous les ragots.

Il devrait s'efforcer de la traiter comme n'importe quel autre membre de l'équipe, et non comme la femme qui lui avait donné le sentiment de renaître à la vie.

Il passa en mode professionnel, lui aussi, et répondit simplement à son salut. Il espérait qu'ils ne seraient pas ensemble en réanimation aujourd'hui, où ils devraient travailler en étroite collaboration. Il fut soulagé de découvrir qu'ils étaient tous les deux assignés aux consultations non urgentes, ce qui signifiait qu'ils avaient peu de chances de se croiser, sauf si l'un d'entre eux avait besoin d'un second avis, et qu'il pourrait ainsi se concentrer sur ses patients.

Tout se déroula comme prévu jusqu'au milieu de l'après-midi, où il entendit un long cri de douleur.

Il courut vers l'entrée, où l'ambulance avait amené un homme qui souffrait visiblement beaucoup, car il criait et jurait chaque fois que le mouvement du chariot faisait bouger son bras.

Florence était auprès de lui.

— Qu'est-ce qui s'est passé ? demanda-t-elle.

— Joe est âgé de quarante-cinq ans. Il est maçon, il est s'est blessé à l'épaule en tombant en arrière dans un trou, dit l'ambulancier. Je pense qu'il s'agit d'une luxation. Nous lui avons administré des antalgiques, mais la douleur n'a pas été atténuée. Nous avons mis son bras en écharpe et une couverture entre son bras et sa poitrine pour le soutenir.

— Je me suis déjà déboîté l'épaule en jouant au rugby, mais ça ne m'a pas fait aussi mal que ça, gémit Joe, avant de pousser un nouveau cri de douleur. Pour l'amour de Dieu, ne touchez pas à mon épaule ! Vous allez me tuer !

— Je dois vérifier s'il s'agit d'une luxation ou d'une fracture avant de pouvoir soulager efficacement la douleur, expliqua Florence. Je sais que vous avez très mal, mais, si vous pouvez serrer les dents et supporter cela quelques minutes de plus, nous saurons à quoi nous avons affaire et nous pourrons vous traiter correctement. S'il s'agit d'une luxation, nous pouvons la réparer ici – nous vous donnerons un sédatif pour vous détendre et nous remettrons l'articulation en place. S'il s'agit d'une fracture, vous devrez peut-être subir une opération. Dans tous les cas, il faudra quelques mois pour guérir, car les tissus mous seront endommagés.

— Je comprends. Merci d'avoir été honnête, répondit Joe. Et je suis désolé d'avoir été grossier. C'est juste que… Ah !

— Nous allons vous conduire en radiologie, dit Florence. Voulez-vous que nous prévenions quelqu'un ?

— Non, merci. Les ambulanciers ont appelé ma femme et elle est en chemin.

— Si c'est une dislocation, je t'aiderai, dit Rob.

Elle hocha la tête sans le regarder.

— Merci.

Quelques minutes plus tard, les radios s'affichaient sur l'écran de l'ordinateur, montrant que Joe s'était effectivement déboîté l'épaule. Cependant, Rob n'avait jamais vu une telle luxation auparavant.

— C'est complètement coincé, dit-il, incrédule. Pas étonnant qu'il ait si mal !

— Je n'ai jamais rien vu de comparable en quatorze ans de médecine, affirma Florence.

Quatorze ans… En supposant que cela comprenne ses années d'études, cela signifiait qu'elle avait deux ans de plus que lui.

— Que proposes-tu ? demanda-t-il.

— Suspendre les antidouleurs, lui administrer un sédatif pour le détendre et faire la manipulation.

Cette fois, elle leva les yeux vers lui.

— Tu es sûr que tu peux aider ?

Oh ! non ! Si elle n'avait pas vu sa cicatrice et qu'il ne lui avait pas parlé de la greffe, elle n'aurait jamais dit ça. Elle avait promis de ne pas le traiter différemment, et pourtant c'était exactement ce qu'elle faisait. La semaine dernière, elle ne se serait même pas demandé s'il pouvait l'aider. Du reste, il ne serait pas là s'il n'était pas en mesure de travailler.

En venant dans cet hôpital, il avait espéré qu'on le verrait tel qu'il était, comme un médecin compétent, et non un patient en convalescence qui avait besoin d'un traitement spécial. Aussi répondit-il d'un ton vif :

— Oui, bien sûr. J'aimerais te rappeler que les informations que je t'ai divulguées hier sur ma santé sont confidentielles. Je reste professionnel avant tout, et sache que je ne mettrais jamais un patient en danger.

Elle rougit, puis s'excusa aussitôt :

— J'étais hors sujet. Désolée.

— Très bien. Tirons un trait là-dessus et passons à autre chose, déclara-t-il.

Il ne parlait pas seulement de l'incident qui venait de se produire. Ils avaient aussi besoin de passer à autre chose après ce week-end. Ils avaient commis une erreur tous les deux, et il fallait réagir.

Il soutint son regard suffisamment longtemps pour espérer qu'elle avait compris ce qu'il n'avait pas pu dire.

Elle hocha la tête et dit simplement :

— D'accord.

— Bien.

Elle donna à Joe un sédatif léger, puis se tourna vers Rob et dit plus bas :

— Je pense que, si l'articulation est vraiment bloquée, il va falloir plus de deux personnes pour effectuer la traction.

Elle avait raison, mieux valait être prudent.

— Je vais aller chercher quelqu'un, dit-il.

La première personne qu'il trouva fut Ranj, un des jeunes médecins du service.

— Ranj, vous avez une minute ? Nous avons un patient qui a une épaule disloquée et Florence pense qu'il nous faut une personne supplémentaire pour la traction.

— Ça a l'air délicat, en effet, dit Ranj.

— Le patient souffre beaucoup.

— Le pauvre ! Je viens vous aider, reprit Ranj en lui emboîtant le pas.

Assise à côté de Joe, Florence lui tenait la main et lui expliquait ce qu'ils allaient faire.

— Nous essayerons d'être aussi rapides que possible, Joe, et le sédatif devrait vous soulager, mais, si vous avez besoin de jurer pour évacuer la tension, ne vous retenez pas ! dit-elle avec un sourire. Nous avons tous entendu pire. Vous pouvez aussi nous raconter la pire blague que vous connaissez. Nous serons obligés de rire…

Rob apprécia la façon dont elle tentait de mettre le patient à l'aise. Il souffrait encore beaucoup, mais grâce à Florence il était beaucoup plus détendu que lorsqu'il était arrivé dans le service.

À eux trois, ils réussirent à faire parler et à distraire Joe le temps de faire la manipulation nécessaire pour remettre en place son épaule démise.

— C'est terminé, dit Florence. Ne roulez pas des

épaules pendant quelques jours, d'accord ? Pouvez-vous essayer de lever le bras, maintenant ?

Joe hésitait, tout au souvenir de la douleur intense qu'il avait ressentie la dernière fois qu'il avait essayé de lever le bras, mais il fit ce qu'elle lui avait demandé.

— Oh ! mon Dieu ! Je n'ai presque plus mal ! s'écria-t-il avec un sourire radieux. C'est incroyable. Merci beaucoup.

— La douleur peut revenir une fois dissipé l'effet du sédatif, précisa Florence. Vous aurez besoin d'antalgiques pendant quelques jours. Je vais aussi vous mettre une écharpe pour que vous puissiez reposer votre bras pendant les cinq prochains jours.

Joe tourna vers elle un visage horrifié.

— Je ne peux pas faire ça ! J'ai des tas de choses à faire au travail.

Rob ne le comprenait que trop bien. Se voir contraint à rester inactif était incroyablement frustrant. Ranj étant reparti, il pouvait évoquer librement sa propre expérience.

— Vous savez, Joe, j'ai appris à mes dépens qu'il valait mieux suivre les conseils de son médecin, dit-il avec douceur. Sinon, vous risquez de devoir rester au repos encore plus longtemps pour réparer les dégâts causés en reprenant le travail trop tôt.

— Vous vous êtes démis l'épaule ? demanda Joe.

— Appendice éclaté, répondit Rob. Et il n'y a rien de pire que de devoir subir une très longue convalescence par sa propre faute, parce qu'on a été trop têtu pour faire ce qu'il fallait au tout début. Faites-moi confiance.

— Je vous fais confiance. Vous êtes médecin, n'est-ce pas ? lâcha Joe avec un sourire.

— Il paraît, oui.

Quand il croisa le regard de Florence, il eut l'impression de s'être brûlé. Ses yeux bruns étincelaient de colère. Il ne fut pas surpris. Il lui avait reproché d'avoir fait allusion à sa greffe, et le voilà qui s'épanchait sur cela même quelques minutes plus tard !

— Ne soulevez aucun objet lourd pendant au moins six semaines, conseilla-t-elle. Il semble que les tissus soient un peu abîmés, mais nous allons gérer cela avec des séances de kiné.

— Je retourne voir mon patient, ajouta Rob. Bonne chance, Joe.

Et il sortit de la salle d'examen sans un regard pour elle.

4.

Durant la semaine suivante, il n'y eut pas de dégel entre Rob et Florence.

Peut-être qu'il s'était montré un peu trop brusque, pensa-t-il, en s'en prenant à elle quand elle avait voulu savoir s'il était vraiment en mesure de l'aider pour la traction. Elle n'avait clairement pas l'intention de lui faire des reproches, mais, s'il était complètement honnête avec lui-même, à sa place, il aurait posé la même question.

Il se serait volontiers excusé auprès d'elle, mais il n'avait pas encore digéré la façon dont elle l'avait laissé tomber le lendemain de la fête de Noël. Auparavant, il était toujours resté en bons termes avec ses conquêtes, et le fait qu'elle ait été si pressée de partir, le lendemain matin, l'avait blessé. Elle avait été très claire : elle ne voulait pas d'une relation avec lui.

Prends sur toi et tourne la page !

Il devait la traiter comme il traitait tous ses autres collègues, sous peine d'alimenter les ragots, ce qui compliquerait encore la situation.

Il avait presque réussi.

Le vendredi, en milieu de journée, il eut un malaise. Il avait chaud, il frissonnait, et une douleur lancinante irradiait dans le bas de son dos.

Si un patient ayant ses antécédents médicaux était entré dans le service en présentant ces symptômes, Rob l'aurait envoyé en urgence au service néphrologie pour une consultation.

Était-ce un signe de l'échec de la transplantation ? Il connaissait les statistiques. Vingt pour cent des greffes échouaient la première année, même si le patient prenait un traitement antirejet. Il savait aussi qu'en théorie il était plus probable qu'il soit victime d'un autre type d'infection ; les immunosuppresseurs qu'il prenait pour éviter que son corps ne rejette la greffe le rendaient plus sensible aux virus et aux infections des voies urinaires. Mais la peur l'envahissait toujours. Et si son corps rejetait le rein d'Oliver ? Finirait-il à nouveau sous dialyse, cloué au lit pendant des mois jusqu'à ce qu'un nouveau rein soit disponible ?

Il ne voulait pas quitter son poste, mais il n'allait pas s'entêter et laisser traîner les choses. Il finissait sa garde en milieu d'après-midi, et il irait discuter avec les néphrologues à ce moment-là. En attendant, il devait continuer. Le meilleur moyen de faire baisser un peu sa température et d'atténuer la douleur était le paracétamol. Il se dirigea donc vers la cuisine du personnel, et venait d'avaler deux comprimés quand Florence entra.

— Tu vas bien ? demanda-t-elle.

— Oui, merci.

— On ne dirait pas, pourtant.

— Tu as raison, avoua-t-il. Ça allait mieux ce matin, quand je suis venu travailler.

— Et maintenant ?

Il décida de lui répondre franchement et de lui dire qu'il suspectait une infection urinaire, afin qu'elle confirme son autodiagnostic.

— J'ai un peu de fièvre et une douleur dans le bas du dos.

Elle sortit un thermomètre de l'armoire à pharmacie et le pointa sur son front.

— Trente-huit cinq, annonça-t-elle en lui montrant l'écran. Tu devrais aller au service néphrologie tout de suite.

Il y avait déjà réfléchi.

— J'irai dans quelques heures, à la fin de ma garde.

Elle haussa les sourcils.

— Je ne crois pas que ce soit une bonne idée. Je suis responsable des urgences aujourd'hui et tu es dans mon équipe, alors je te conseille de faire ce que je te dis.

Elle lui mettait la pression ? L'espace d'une seconde, il la regarda, interloqué, puis il baissa les yeux.

— Quelle autorité ! marmonna-t-il.

— Il est très probable qu'il s'agisse d'une bactérie ou d'une infection urinaire, mais il est également possible que ce soit ce que tu redoutes, et tu dois te faire examiner, ajouta-t-elle. Je t'ai entendu dire à nos patients de ne pas s'entêter et de faire ce qu'on leur dit. Je suggère donc, docteur Langley, que tu sois cohérent.

Elle croisa les bras.

— En fait, pour m'en assurer, je vais venir avec toi.

— C'est inutile, je…

— Je viens avec toi. Je suis responsable du bien-être de mon équipe.

Il secoua la tête.

— Mais ma garde n'est pas terminée ! Je ne peux pas juste partir et laisser les autres prendre le relais.

— On se débrouillera pendant les trois heures qu'il reste. Et je n'ai pas encore eu ma pause, donc je la prends maintenant. Allons-y !

Il se sentait si mal qu'il céda et se laissa conduire au service néphrologie.

— Faites-le-moi savoir quand ce sera terminé, dit-elle à la secrétaire, et je m'occuperai de son transport.

— Je peux…

Il se tut devant son regard noir et perçant.

Florence Jacobs pouvait être sérieusement intimidante.

Bien qu'elle ait tout à fait raison : il n'était pas en état de conduire. Il aurait été un danger pour les autres usagers de la route.

— Merci, dit-il simplement.

— Je te verrai plus tard, conclut-elle en la laissant aux bons soins de ses collègues.

Rob devait être au plus mal pour lui avoir obéi sans broncher, songea Florence.

Ce qu'elle lui avait dit était vrai. Elle aurait agi de la même façon pour n'importe lequel de ses collègues indisposés pendant sa garde : elle se serait assurée qu'il allait bien, et aurait organisé son remplacement.

Mais elle se sentait toujours coupable de la façon dont elle s'était comportée avec Rob deux semaines auparavant. Elle s'était enfuie de sa chambre d'hôtel, au lendemain de leur nuit d'amour, sans aucune explication. Il n'avait rien fait de mal, et elle l'avait mal traité. Depuis, elle l'évitait, à la fois honteuse et impuissante.

L'équipe de néphrologie l'appela littéralement deux minutes après la fin de sa garde, et elle monta dans le service pour voir Rob. Assis dans la salle d'attente, il avait l'air accablé.

Cela voulait-il dire qu'il avait de mauvaises nouvelles ? Son corps rejetait-il le rein de son frère ?

— Comment ça va ? demanda-t-elle.

— Pas très bien, répondit-il. Ils ont fait tous les tests. La bonne nouvelle, c'est que c'est une simple infection et qu'on peut la traiter.

Il devait être tellement soulagé !

— Mais la mauvaise nouvelle, poursuivit-il avec une

grimace, c'est que j'aurai besoin d'une semaine de congé pour récupérer.

— Cela me paraît raisonnable, déclara-t-elle.

— Tu te souviens de ce patient à l'épaule déboîtée qui refusait l'idée de s'absenter du travail pendant quelques jours ? Je sais exactement ce qu'il ressentait.

— Tu n'as pas le choix. Prends sur toi ! lança-t-elle d'un air sévère, avant de lui sourire de nouveau et d'ajouter : Je vais te déposer chez toi. Heureusement, j'ai fait mes transmissions, et tu n'auras pas besoin d'aller attendre à la cafétéria que j'aie fini ma garde.

— Merci, c'est très sympa de ta part, dit-il.

Elle secoua la tête.

— Tu ferais la même chose pour moi. Où veux-tu que je t'emmène ? Tu as dit que tes parents habitaient près d'ici. Je te dépose là-bas ?

Il se passa la main sur le visage.

— Non, je… J'aime profondément ma mère et mon père et je ferais n'importe quoi pour eux. Mais ma mère m'a trop couvé après la greffe et j'ai eu du mal à le supporter. C'est pourquoi j'ai pris un appartement quand j'ai commencé à travailler ici. Je ne souhaite pas rentrer chez mes parents. Ma mère va paniquer, et je ne veux surtout pas la blesser alors que je sais qu'elle m'aime et ne veut que mon bien.

— Et ton frère ?

— Il travaille beaucoup. De toute façon, il en a déjà fait plus qu'assez en me donnant un rein.

Il haussa les épaules avant de conclure d'un ton désinvolte.

— J'ai un ascenseur, alors je serai très bien tout seul chez moi.

Il comprit à l'expression contrariée de son visage qu'elle n'était pas d'accord.

— Si tu avais un patient dans cette situation, que

recommanderais-tu ? Serais-tu heureux d'apprendre qu'il veut se débrouiller seul ?

— Non.

Avant qu'elle puisse les retenir, les mots sortirent de sa bouche.

— Alors il ne nous reste qu'une solution. Viens chez moi.

Le traitement qu'on lui avait donné avait-il des effets secondaires ? Provoquait-il des hallucinations ? se demanda Rob. Florence venait-elle de lui proposer de s'installer chez elle ?

Ils n'étaient même pas amis, juste collègues, et cela, pour un temps limité. Pourquoi diable l'invitait-elle alors qu'elle était partie comme une voleuse au lendemain de l'unique nuit qu'ils avaient passée ensemble ?

— Pardon, je ne suis pas sûr d'avoir bien entendu.

Le rose envahit son visage.

— Je n'ai pas été très correcte avec toi. Alors je… voudrais me racheter. Si tu te sens vraiment mal, tu ne seras pas seul, et je saurai comment réagir.

C'était important, il le savait. C'est pourquoi il devait appeler son frère. Mais il ne voulait pas être un fardeau pour Oliver, qui vivait avec Gemma une histoire passionnée.

Et puis rester avec Florence lui donnerait l'occasion de mieux la connaître.

Il savait que ce n'était pas raisonnable, mais la tentation était trop forte pour résister.

— Je te remercie. C'est d'accord, alors, à condition que j'apporte ma contribution. Je ne suis pas un grand cuisinier, mais je connais les bases. Je ferai ma part.

— Nous en reparlerons plus tard. Allons-y tant que tu peux encore te tenir debout !

Il appréciait qu'elle soit franche et directe avec lui.

Et il brûlait de savoir pourquoi elle s'était échappée si vite, ce samedi matin.

Peut-être qu'en passant du temps avec elle il finirait par comprendre ce qui l'avait effrayée chez lui – et ils pourraient repartir sur de nouvelles bases, faire évoluer leur relation. Parce que plus il passait de temps avec elle, plus il se rendait compte qu'il s'intéressait vraiment à elle. Florence était la première femme depuis des années qui l'intriguait assez pour qu'il ait envie de vivre davantage qu'une aventure avec elle.

— On peut passer chez moi chercher des vêtements propres et mes médicaments ? demanda-t-il.

— Oui, bien sûr.

Ils parlèrent peu dans la voiture, et il remarqua que Florence était aussi vigilante et confiante au volant qu'aux urgences.

Chez lui, il fourra quelques vêtements de rechange, ses médicaments, son ordinateur portable et quelques livres dans un sac de voyage.

— Je vois que tu n'emportes pas beaucoup d'affaires, dit-elle en souriant.

— J'ai appris ça en faisant de l'escalade, dit-il en haussant les épaules : il faut voyager léger et garder de la place pour les choses importantes.

— C'est une bonne leçon de vie.

Que voulait-elle dire, au juste ? Il lui lança un regard en coin, mais son expression était indéchiffrable. Et ce n'était pas le moment de la sonder.

Au moment où elle gara la voiture devant chez elle, il n'avait plus qu'une envie : se rouler en boule et dormir pendant un mois.

— Tu n'as pas l'air en forme, dit doucement Florence en le faisant entrer. Je vais te préparer une boisson chaude et te faire à manger.

— Merci, je n'ai vraiment pas faim.

— Tu as besoin de manger, et moi aussi, alors autant manger ensemble, dit-elle fermement. Y a-t-il quelque chose que tu n'aimes pas ?

— Je dois éviter le pamplemousse à cause des médicaments que je prends, et aussi réduire ma consommation de sel. À part ça, je mange de tout.

Elle lui désigna une porte.

— La chambre d'amis est là, sur la gauche, dit-elle en posant son sac et en indiquant la porte. La mienne est à côté, la salle de bains, en face, et la cuisine et le salon, au bout du couloir. Prends ton temps pour te rafraîchir, puis viens t'asseoir. Je serai dans la cuisine.

— Merci.

Il ouvrit la porte et sourit. Le lit double était recouvert d'une couette rose vif et il y avait trois nounours en justaucorps, tutu et chaussons de danse assis sur les oreillers. Il eut une vision soudaine de trois petites filles toutes blotties dans ce grand lit avec leurs peluches, et Florence assise au bout du lit, leur lisant une histoire…

Puis, tout à coup, la vision changea : les trois petites filles avaient des yeux bleus semblables aux siens…

Non !

C'était sans doute l'infection qui rongeait son cerveau malade. Depuis quand fantasmait-il sur le fait d'avoir des enfants ? Il passait son temps à travailler et à faire du sport et n'avait pas le temps de fonder une famille. Il n'avait jamais rencontré une femme qui lui en ait donné l'envie, en tout cas.

Se pouvait-il que Florence soit cette femme-là ?

Troublé, il rangea ses affaires et alla s'asperger le

visage d'eau. Il se sentait très faible, mais il ne pouvait pas se glisser sous les couvertures sans prévenir Florence.

— Ça sent bon, ici ! lança-t-il en entrant dans la cuisine.

— C'est un plat rapide : des pâtes au citron et aux asperges. J'ajoute un peu de poulet sauté pour les protéines, dit-elle. Encore trois minutes et ce sera prêt !

— Je peux t'aider ?

— Non, merci, va t'asseoir. Tu veux un verre d'eau ?

— Je veux bien.

D'habitude, Rob n'accordait pas beaucoup d'attention à la nourriture, mais il apprécia beaucoup son plat.

— C'est délicieux, dit-il.

— C'est une recette très facile à faire

Florence le regarda.

— Tu préfères passer ton temps à grimper plutôt qu'à t'affairer en cuisine, n'est-ce pas ?

— Oui. Bien que l'escalade ne soit pas d'actualité pour un moment, répondit-il en grimaçant. Je ne serai jamais assez stupide pour grimper tout seul et mettre l'équipe de secours en danger, et je sais aussi que je ne suis pas assez en forme pour gravir des sommets difficiles. C'est quand même frustrant.

— Ça te manque ?

— Plus que tout. L'escalade, pour moi, c'est comme respirer, soupira-t-il. C'est la sensation la plus incroyable qui soit. Pousser son corps jusqu'à ses limites, arriver au sommet d'une ascension et savoir que l'on a mérité cette vue spectaculaire…

— Alors c'est un peu comme l'euphorie du coureur ?

— Mieux que ça. La seule chose qui s'approche de ça, c'est le sexe.

Oh ! non ! Comment avait-il pu dire ça ?

Euh…

Il n'osait pas la regarder.

— Tu veux dire qu'atteindre un sommet procure le même plaisir qu'un orgasme ?

Enfin, il croisa son regard.

— Oui.

Soudain, il sut avec certitude qu'elle se remémorait cette nuit, leur nuit… Pour sa part, il gardait le souvenir de chaque seconde de plaisir qu'il avait connue dans ses bras, et prit conscience qu'il avait envie de revivre tout ça avec elle.

Partageait-elle ce désir ?

Cette légère touche de rose sur ses joues signifiait-elle qu'elle avait été troublée, elle aussi, par ce qui s'était passé entre eux ?

Hélas, ce n'était pas le bon moment pour évoquer ce sujet. Il fallait au plus vite ramener la conversation sur un terrain neutre.

— Je peux faire la vaisselle ? proposa-t-il.

— Non. Pas seulement parce que tu es mon invité, mais parce que tu as l'air épuisé. Va t'asseoir sur le canapé, dit-elle, et n'hésite pas à allumer la télévision.

Il ne se fit pas prier.

— D'accord, murmura-t-il, avant d'entrer dans le salon.

C'était une pièce confortable ; la cheminée était décorée de photos encadrées qu'il devinait être de sa famille et des personnes les plus proches d'elle, mais il n'avait pas l'énergie d'aller y jeter un coup d'œil.

Il alluma la télévision et fit défiler les chaînes jusqu'à trouver un documentaire sur la nature, puis s'installa sur le canapé pour attendre qu'elle le rejoigne. Bien qu'il luttât pour garder les paupières ouvertes, elles semblaient posséder une volonté propre. Il avait beau cligner des yeux, elles refusaient de rester ouvertes…

Florence finit de faire la vaisselle, de sécher les couverts et de les ranger.

D'après les sons en provenance du salon, Rob regardait le genre de documentaires qu'elle appréciait aussi. Mais, quand elle alla le rejoindre, elle le trouva profondément endormi sur le canapé.

Elle le couvrit avec un plaid ; il murmura dans son sommeil, mais ne se réveilla pas. Elle le laisserait se reposer un moment, puis le réveillerait pour qu'il aille se coucher, décida-t-elle en se blottissant dans le fauteuil pour regarder le documentaire.

Mais elle n'arrivait pas à se concentrer, bien trop troublée par la présence de Rob, tout près d'elle.

Un homme qui détestait le repos et prétendait qu'il était plus heureux quand il était occupé.

Un homme qui avait soif d'aventure, avait travaillé pour une organisation d'aide humanitaire et adorait l'escalade.

Un homme qui lui avait fait l'amour, et qui dormirait ce soir dans la chambre en face de la sienne, à quelques pas seulement…

Non. Elle n'allait pas s'autoriser à penser ainsi à Robert Langley, son collègue et ami ! Elle l'avait invité chez elle uniquement parce qu'il était malade et qu'il avait besoin d'un peu de soutien. Elle n'était pas attirée par lui. Son cœur ne battait pas plus fort chaque fois qu'elle le regardait. La sensation de sa bouche contre la sienne ne lui procurait aucun plaisir particulier.

Si elle se le répétait assez souvent, peut-être finirait-elle par le croire ?

Une heure plus tard, elle secoua doucement l'épaule de Rob, qui ouvrit des yeux embrumés.

— Va te coucher, dit-elle gentiment. Ou tu auras un torticolis demain.

Il vit la couverture qu'elle avait placée sur lui.

— Tu t'es bien occupée de moi. Merci.

— Je ne veux pas que mon invité se plaigne du service ! lança-t-elle, en essayant de rester légère.

— Ne t'inquiète pas. Je laisserai un bon avis sur le site pour vanter tes qualités d'hôtesse.

Son sourire était la chose la plus douce et la plus adorable qu'elle ait jamais vue. Si elle n'y prenait garde, elle tomberait amoureuse de lui. Ce qui serait désastreux.

— Je te verrai demain, dit-il en se levant. Merci, Florence, j'apprécie beaucoup ton aide.

Cette fois-ci, l'intensité de son regard lui arracha un frisson.

— Je t'en prie, répondit-elle en espérant qu'il ne percevrait pas le léger tremblement de sa voix. Bonne nuit, à demain.

5.

Rob se réveilla la tête lourde le lendemain matin. Il avait toujours de la fièvre, mais il se sentait un peu mieux que la veille. Jusqu'à ce qu'il jette un coup d'œil à sa montre et réalise qu'il était dix heures et demie. Outre le fait qu'il ne dormait jamais aussi tard, il était l'invité de Florence et ne voulait pas qu'elle change ses habitudes pour lui. Elle devait être levée depuis longtemps !

Il se traîna hors du lit et entra dans la salle de bains, se doucha et se brossa les dents, puis s'habilla rapidement et alla rejoindre Florence. Elle était assise sur une chaise près de la fenêtre du salon, un cerceau de bois dans la main gauche : elle brodait, comprit-il en songeant que c'était la première fois qu'il voyait quelqu'un broder.

Elle lui sourit :

— Bonjour.

— Bonjour, marmonna-t-il. Désolé d'avoir fait la grasse matinée.

— C'est normal. Tu es malade et tu avais besoin de te reposer. Comment te sens-tu ?

— Beaucoup mieux.

Comme elle levait un sourcil dubitatif, il se reprit.

— Ou plutôt un peu moins mal.

— Oui, guérir prend du temps, déclara-t-elle. Que veux-tu pour le petit déjeuner ?

— Il ne fallait pas m'attendre ! C'est plus qu'assez que tu m'aies proposé de m'installer chez toi pour quelques jours. Je vais me débrouiller tout seul. Tu n'es pas de garde aujourd'hui ?

— Si.

— Ça veut dire que tu as dû prendre un jour de congé à cause de moi ?

— Non, mes jours de garde sont mobiles, expliqua-t-elle.

— Je suis vraiment désolé, gémit-il. Je ne voulais pas gâcher ton jour de congé.

— Mais non, voyons ! Tu n'as pas tout gâché. Je te le dirais s'il y avait un problème.

Il n'en était pas si sûr. Elle ne lui avait pas dit quel était le problème quand elle s'était enfuie, après leur nuit d'amour, et ils n'en avaient pas reparlé depuis. Il se sentait trop mal en ce moment pour aborder le sujet, alors il décida de faire mine de la croire.

— D'accord. Merci.

— Choisis ce que tu veux dans la cuisine.

— Merci. Je peux te faire un café ?

— Volontiers, dit-elle. Avec un peu de lait, sans sucre, s'il te plaît.

— Un toast ?

— Non, merci. J'ai besoin de garder les mains propres pour ça, dit-elle en désignant de la tête son ouvrage.

— Qu'est-ce que tu fais ?

— Un ballet-saurus pour Margot.

Était-ce censé être un dinosaure portant un tutu, comme le dessin qu'il avait vu sur son réfrigérateur la veille ?

— Heureusement que tu m'as dit ce que c'était, dit-il, parce que je ne l'aurais pas deviné tout seul.

Quand Florence sourit, il réalisa à quel point elle était jolie, lumineuse. Il eut soudain envie d'aller l'embrasser – ce qui était la dernière chose à faire. La dernière fois qu'ils s'étaient embrassés, tout avait été merveilleux, avant de mal tourner. Il devait se montrer patient, et ne pouvait pas se permettre de céder à ses impulsions.

Il leur prépara à tous deux une tasse de café et lui tendit la sienne.

— Merci. C'est parfait, dit-elle en lui adressant un autre de ses merveilleux sourires.

Il essaya de ne pas y penser et la regarda coudre. Ses doigts étaient si habiles qu'il ne put s'empêcher de les imaginer courant sur sa peau…

Quand elle leva les yeux vers lui, il s'empressa de dire ;

— C'est la première fois que je vois quelqu'un broder.

— Je n'en suis qu'au tout début de mon travail, mais quand il sera terminé Margot l'adorera.

Elle posa le cerceau, prit son téléphone et fit défiler des photos, puis s'arrêta sur une broderie représentant un paon qui faisait la roue.

— Tiens. J'ai fait cela pour l'anniversaire de ma meilleure amie. J'ai soigné chaque détail.

Il admira les couleurs irisées et les délicates plumes de la queue.

— C'est impressionnant. Ça a dû te prendre beaucoup de temps.

— Ça m'a permis de surmonter mon divorce, l'année dernière.

Elle leva les yeux, comme si elle regrettait d'avoir prononcé ces paroles.

Il prit note de l'information, mais ne poursuivit pas sur ce sujet.

— Il y a longtemps que tu fais du point de croix ?

— Des années, répondit-elle. Maman nous a appris cela, à Lexy et moi, quand nous étions adolescentes, pour évacuer le stress. Ça nous a permis de réussir nos examens. C'est comme aller danser, ou faire de la gym à la salle de sport. Il faut se concentrer pour compter les points et il n'y a plus de place dans la tête pour les soucis. C'est un vrai repos mental.

— L'escalade, c'est comme ça aussi, dit Rob. Il faut

faire attention à l'endroit où l'on met les mains et les pieds, comme tu le fais avec ton aiguille…

Elle sourit.

— Oui, mais en cas d'erreur les conséquences ne sont pas tout à fait les mêmes ! Puisque tu es ici pour quelques jours, je pourrais t'apprendre à broder.

— Je ne peux pas rester ici quelques jours, répondit Rob. C'est une trop grosse contrainte pour toi.

— Très bien, dit-elle en reprenant son ton de médecin autoritaire, si tu veux être têtu, pour ne pas dire stupide, tu peux toujours appeler un taxi et partir ce matin. Et puis, quand tu t'effondreras et que quelqu'un devra appeler ton frère pour lui dire où tu es, tu pourras lui expliquer que tu ne l'as pas prévenu que tu étais malade, mais que tu as aussi refusé l'aide d'une collègue ! Je pense qu'il va sortir l'artillerie lourde et appeler ta mère. Peut-être que c'est ce que tu veux, en fait, malgré toutes tes protestations ?

Stupéfait par cette tirade, il la regarda :

— Je suis désolé. Je ne veux pas paraître ingrat. Je me sens coupable d'être un fardeau pour toi. Tu as dû changer tes plans aujourd'hui à cause de moi.

— Tu n'es pas un fardeau. Si c'était moi qui étais malade et que j'avais besoin de quelqu'un pour quelques jours, tu proposerais de m'aider, n'est-ce pas ?

Comment pouvait-elle en être si sûre ?

— Je pense, oui, répondit-il simplement.

— Je pense que tu as besoin d'une activité pour te distraire. C'est pourquoi j'ai suggéré de t'apprendre à broder.

Il n'arrivait pas à se faire à l'idée.

— Pardonne-moi, Florence, mais… les hommes ne brodent pas.

— Je m'en souviendrai la prochaine fois que tu sutureras le front de quelqu'un ! lança-t-elle.

Il rit.

— Je ne parle pas de ce genre de couture. En chirurgie,

il s'agit plutôt de faire en sorte que le patient ait le moins de cicatrices possible. Je me débrouille pas trop mal, dans ce domaine, mais tu as raison : pourquoi ne pas essayer ?

Il pensa aux travaux d'aiguille qu'il avait vus sur les murs des demeures seigneuriales lorsqu'il accompagnait ses parents.

— Mais y a-t-il autre chose que des alphabets et des fleurs ?

— Oui, si tu préfères, tu peux broder une moto, une voiture ou… un tigre, par exemple

En effet, c'était une bonne idée. Car il se sentait comme un tigre en cage. L'avait-elle compris ? Si oui, elle était peut-être la première personne à voir ce qui le rendait fou. Et il ne savait pas si cela l'excitait ou le déconcertait.

— Commence par un ouvrage simple pour te familiariser avec la technique. Un marque-page te permettrait d'obtenir un résultat rapide.

— Tu veux dire que je suis impatient ?

— Pourquoi, ce n'est pas le cas ?

Au travail, il ne l'était pas, bizarrement, mais dans sa vie privée oui. Bien qu'il n'ait jamais compris pourquoi.

— D'accord, si tu as le temps, alors merci. Ce serait formidable si tu m'apprenais.

— Très bien.

Laissant son ouvrage sur la table près d'elle, elle se dirigea vers le buffet et en sortit une boîte remplie de fils et un classeur.

— Que veux-tu coudre ?

— Ce que tu voudras.

Elle ouvrit le classeur et en sortit un modèle. Ses grands yeux bruns brillaient de malice quand elle croisa son regard.

— Quelque chose de simple, alors. Une rose, par exemple. Elle ouvrit la boîte.

— Choisis deux couleurs.

— Rose ou rouge, c'est ça ? demanda-t-il.

— Tu peux tout à fait broder une rose bleue si tu veux. Ou jaune. Ou orange. Et les feuilles n'ont pas besoin d'être vertes non plus.

— Les préférées de ma mère sont les roses roses. Peut-être que je peux faire quelque chose pour elle.

— Un motif comme celui-ci fera un joli marque-page, déclara-t-elle, avant de lui expliquer comment placer la bande de tissu dans un cerceau et où commencer à travailler sur le motif.

Passer l'aiguille dans des trous préformés dans le tissu semblait simple, et il comprit assez vite.

Il trouva son rythme, mais ses points n'étaient pas aussi beaux que les siens, aussi nets. Il ne comprenait pas où il s'était trompé.

Elle le regarda.

— Qu'est-ce qui ne va pas ?

— Je ne sais pas trop…

— Voyons, dit-elle en prenant son ouvrage. Tu as fait quelques points à l'envers, c'est pourquoi ça a l'air un peu irrégulier, et tu n'as pas été tout à fait précis dans le maniement de l'aiguille – je pense que tu veux aller trop vite. Ce n'est pas une course, Rob. Défais quelques points pour revenir à l'endroit où tu t'es trompé, et recommence.

Il s'exécuta, si concentré sur son ouvrage qu'il n'y avait plus de place dans sa tête pour la frustration ou l'impatience. Et il vit une jolie rose prendre forme sous ses doigts, parfaite.

Il aurait aimé envoyer un selfie de lui en train de broder à son jumeau. Mais alors il aurait dû admettre à la fois qu'il était en arrêt maladie et qu'il s'était installé chez Florence. Or il n'était pas prêt à fournir des explications. Il continua donc à broder, point par point.

*
* *

C'était surréaliste, pensa Florence. Si quelqu'un lui avait dit il y a un mois qu'elle donnerait des leçons de couture à un homme comme Robert Langley – et dans son propre salon, en plus ! –, elle l'aurait traité de fou.

Et pourtant…

Quand elle avait touché sa main, tout à l'heure, pour le guider avec l'aiguille, elle avait senti des picotements au bout de ses doigts, et avait eu la sensation d'être électrisée.

Avait-il senti ce délicieux frisson, lui aussi ? Avait-il envie de la toucher autant qu'elle en avait envie ?

Non ! Elle ne devait pas s'aventurer sur ce terrain-là avec lui. Il était malade et elle devait le traiter comme un patient, même si son corps réclamait autre chose. Sans compter qu'il était la dernière personne à laquelle elle aurait dû s'intéresser. Si elle devait risquer son cœur à nouveau, ce serait avec quelqu'un qui avait les mêmes aspirations qu'elle : s'installer et fonder une famille.

Elle s'était sentie si inutile, si peu digne d'être aimée après la trahison de Dan ! Non seulement elle ne lui avait pas suffi, mais il n'avait pas voulu avoir d'enfants avec elle. Incapable de comprendre ce qui n'allait pas chez elle, elle s'était refermée sur elle-même au cours des deux dernières années. Confier à nouveau sa vie à quelqu'un, c'était comme escalader une montagne. Elle ne voulait pas prendre ce risque.

Même si Rob l'attirait comme un aimant.

— Alors, ça te plaît ? lui demanda-t-elle pour chasser de son esprit ces pensées inconvenantes.

— Étonnamment, oui. Si quelqu'un m'avait dit que broder serait amusant, je ne l'aurais pas cru.

Il secoua la tête.

— Si Ollie me voyait !

Même s'il ne finit pas sa phrase, elle devina ce qu'il avait voulu dire.

— Ton frère ne se moquerait pas de toi, affirma-t-elle.

— Non. Il est plus gentil que moi, dit Rob.

— Tu ne me parais pas très méchant, pourtant ! lança-t-elle.

— Ah bon ? Et si je te disais que c'est à cause de moi que le mariage de mon frère a été annulé ?

Elle leva vers lui un regard étonné.

— Pourquoi ?

Elle était sûre que ce n'était pas parce que Rob avait eu une aventure avec la future mariée. En dehors du fait qu'il était très proche de son frère, il n'était pas du genre à mentir et à tricher.

— Parce qu'Ollie m'a donné un rein. Et que Tabby, sa fiancée, a rompu avec lui de crainte de devoir affronter les conséquences de la greffe…

Florence fronça les sourcils.

— C'est pourtant le receveur, et non le donneur, qui risque le plus de connaître des complications après une transplantation.

— Ollie prétend comprendre pourquoi elle a paniqué. Son père souffre du syndrome de fatigue chronique et sa mère a dû lui apporter un soutien énorme au fil des ans. Tabby ne voulait pas de ce genre de vie pour elle-même. Pour ma part, je pense que Tabby était superficielle et un peu égoïste, et qu'elle n'était pas faite pour mon frère.

Il soupira avant d'ajouter :

— Cela m'a chagriné de voir Ollie souffrir après cette rupture. Et ça ne serait pas arrivé si je n'avais pas eu besoin d'un rein.

— Peut-être que ton frère a eu de la chance, finalement, dit Florence. Cela aurait sûrement été pire s'il avait découvert après son mariage que son épouse ne resterait pas auprès de lui.

— Oui, dit Rob. Heureusement, il est avec quelqu'un d'autre, maintenant. Quelqu'un qui l'aime pour ce qu'il est. Qui le comprend.

Était-ce son imagination, ou Rob semblait-il un peu envieux ? Cette nostalgie était-elle due au fait qu'il aurait voulu vivre cela, lui aussi ? Était-ce pour cela qu'il ne s'était jamais installé auparavant, parce qu'il n'avait jamais éprouvé ces sentiments pour personne ?

— C'est merveilleux d'avoir quelqu'un qui vous soutient toujours, dit-elle en guise de conclusion. Quelqu'un qui ne vous laisse pas tomber.

Florence avait l'air sincère.

Et, ce matin, elle avait dit qu'elle était divorcée.

Son mari l'avait-il laissée tomber ? Il n'y avait pas de bonne façon de le demander, et Rob ne voulait surtout pas la mettre mal à l'aise ou lui rappeler de mauvais souvenirs.

Soudain, à sa grande surprise, elle déclara :

— Je te dois des excuses.

— Pour quoi ?

— Pour… ce samedi matin. Je me suis éclipsée très vite.

— Oui, en effet, répondit-il d'un ton aussi neutre que possible.

— Je n'aurais pas dû. Je suis désolée.

— Tu n'as pas besoin de t'excuser, et je suis sûr que tu avais tes raisons.

Elle prit une grande inspiration, puis avoua :

— Tu es le premier homme avec qui j'ai une aventure depuis ma rupture avec Dan.

Cela changeait significativement la donne, songea-t-il. Florence n'était pas le genre de personne à suivre ses impulsions, comme il le faisait. Les conquêtes éphémères n'étaient pas dans son caractère. Alors qu'est-ce qui l'avait poussée à se donner ainsi à lui ? L'attirance entre eux était-elle si forte qu'elle n'avait pu y résister ? L'avait-elle regretté ? Sans doute, puisqu'elle s'était enfuie dès le lendemain matin ! Que voulait-elle, au juste ? Une simple aventure pour l'aider à passer à autre chose, ou une stabilité que Rob n'était pas sûr de pouvoir lui donner ?

— De quand date votre séparation ? demanda-t-il.

— Cela fait presque deux ans qu'il a déménagé, et il a fallu du temps pour que le divorce soit prononcé, dit-elle. Nous avions des projets différents. Ça n'a pas marché.

— Je suis désolé. Je n'ai jamais été fiancé, encore moins marié, mais je sais que ce genre de situations est très douloureux.

— Oui. Mais c'est du passé. Et j'aime ma vie comme elle est aujourd'hui. Sans complications.

Il comprenait, maintenant : elle lui avait proposé de venir chez lui parce qu'elle se sentait coupable de la façon dont elle s'était comportée après leur nuit ensemble, mais elle ne voulait pas davantage. C'était sa façon de se faire pardonner.

— Je suis d'accord, finit-il par déclarer après un long silence. Les complications ne sont jamais bénéfiques.

— Mais… ?

— Il n'y a pas de mais, dit-il. Pour moi, par exemple, qui ai la bougeotte – mon jumeau ne l'a pas du tout, j'ai dû prendre sa part –, il n'est pas souhaitable de s'engager avec quelqu'un, de se fixer quelque part…

Elle dut saisir son message cinq sur cinq, car elle hocha la tête avant de couper court à la conversation en demandant :

— Tu veux vraiment finir ce marque-page aujourd'hui ? Tu ferais mieux de te reposer, tu as l'air épuisé !

En effet. Il n'avait pas les idées claires, et se sentait encore fiévreux.

— Oui, je ne me sens pas très bien. Désolé.

— Inutile de t'excuser, dit-elle. Tu as besoin de repos. On se verra demain.

— D'accord. Je vais me coucher. À demain.

6.

Quand Rob se réveilla, le lendemain, il se sentait beaucoup mieux. Et il fut soulagé de constater en regardant sa montre qu'il était 8 heures – une heure raisonnable pour se lever un dimanche matin. Il allait dans la cuisine pour se faire du café quand il vit une note collée sur la bouilloire, et une clé posée à côté.

Je suis de garde. J'espère que tu te sens mieux. Envoie-moi un message si tu as besoin de quelque chose. Prends tout ce que tu veux pour le petit déjeuner et le déjeuner, et je préparerai le dîner quand je rentrerai. Je t'ai laissé un double des clés pour le cas où tu aurais besoin de sortir. F

Elle était si prévenante ! Soudain, il eut hâte d'être au dîner.

Il ne voulait pas que Florence rentre à la maison après une journée de travail chargée et se sente obligée de cuisiner pour lui. Il n'allait pas préparer lui-même un rôti ou un plat de ce genre, car, même en pleine forme, il avait des capacités limitées. Mais il pouvait commander un repas. Quelques minutes de recherche sur Internet lui permirent d'obtenir les informations dont il avait besoin : le pub local proposait un service de livraison et le menu paraissait excellent.

Il envoya un texto à Florence.

Merci pour ton mot. Je me sens beaucoup mieux. Pas besoin de cuisiner ce soir, je vais nous faire livrer le dîner par le Golden Lion, à moins que tu ne connaisses un meilleur endroit ?

Il ajouta un lien avec le menu.

Fais-moi savoir ce que tu veux et à quelle heure, et je m'organiserai. R

Devait-il ajouter un baiser ?

Non. Ça la mettrait mal à l'aise, décida-t-il avant d'envoyer le texto tel quel.

Après avoir mangé des toasts et pris une douche, il zappa un peu, mais rien n'attira son attention.

Il pourrait s'asseoir et lire un livre, peut-être ? Il alla regarder dans la bibliothèque. Il y avait quelques ouvrages médicaux et des classiques, ainsi que quelques romans modernes…

Il regarda ensuite les photos sur sa cheminée. Il savait que Florence était proche de sa famille et ne fut donc pas surpris de voir des photos encadrées d'elle tenant dans ses bras trois bébés – ses nièces – le jour de leur baptême. Il y avait aussi une photo de remise de diplôme avec ses parents, tout fiers, et un cliché étonnamment gracieux de sa sœur en tutu, sur scène.

Il s'attarda sur une photo de Florence avec une femme qu'il devina être sa meilleure amie. Elle aimait manifestement les manoirs et les costumes autant que sa mère, et Rob songea qu'elles s'entendraient bien, toutes les deux. Ollie l'apprécierait aussi, quant à son père, il serait sous le charme…

Mais pourquoi diable pensait-il à cela ?

Ses proches avaient eu de l'affection pour Janine, mais celle-ci voulait quelque chose qu'il n'avait pas pu lui donner. Rob n'avait pas souhaité s'installer avec elle, et il savait qu'il l'avait blessée. Tout comme il pouvait blesser Florence.

Car ces photos montraient mieux qu'un long discours ce qu'elle était : une personne attachée à sa famille, à son environnement familier.

Rob n'était pas comme ça. Il aimait l'attrait de la nouveauté, de l'exploration, ce qui faisait de lui le contraire de ce dont Florence avait besoin.

Pourtant, il savait que ses reins défaillants limiteraient sérieusement ses capacités physiques à l'avenir, et qu'il aurait besoin de plus de calme. Pourquoi ne pas en profiter pour se fixer… Avec Florence, par exemple ? Et lui offrir plus qu'un simple flirt.

Hélas, il n'avait jamais réussi à faire durer ses relations avant, alors pourquoi en serait-il capable maintenant ? Il ne voulait surtout pas faire souffrir Florence, ce qui signifiait qu'il allait devoir réprimer tous les sentiments qu'il éprouvait à son égard.

Et, bien qu'il détestât l'idée, il savait qu'il devait se reposer. Plus il se montrait docile maintenant, plus vite il pourrait quitter l'appartement de Florence, et plus vite ils seraient en sécurité tous les deux…

Pour chasser cette idée déplaisante, il envoya un texto à son frère pour lui proposer une partie d'échecs en ligne. Ollie répondit immédiatement.

Rob, c'est dimanche. Si tu n'es pas de garde aujourd'hui, veux-tu venir chez moi pour jouer vraiment, au lieu de virtuellement ?

Désolé, Ollie, je ne peux pas aujourd'hui. Peut-être la semaine prochaine ?

Il ne voulait surtout pas voir son jumeau avant d'aller mieux, afin d'éviter qu'Oliver s'inquiète pour lui.

Ensuite, il envoya un message à sa mère.

Je viens juste aux nouvelles. Toi et papa allez bien ? Tout va bien ici. Je t'aime. x

Sa mère répondit tout de suite, elle aussi.

Tu es malade ?

Il choisit de mentir.

Non. Pourquoi tu penses ça ?

Sa mère avait-elle développé une sorte de sixième sens ?

Tu as l'air inquiet.

Rien dans son texto ne laissait entendre une chose pareille, et il sourit devant cette manifestation d'instinct maternel.

Parfois, mon travail me fait apprécier ma famille.

Ce qui était vrai, même s'il n'était pas au travail en ce moment.

Tu as eu une garde difficile ? Viens dîner ce soir. Poulet rôti et pommes de terre bien croustillantes. Crumble aux pommes et crème anglaise.

Désolé, maman. Peut-être le week-end prochain ?

Il avait intérêt à être remis sur pied d'ici là ! pensa Rob.

Très bien. On s'appelle dans la semaine. Je t'aime.

Je t'aime aussi, maman. Embrasse papa de ma part. x

Rob commandait le dîner ? Parfait ! songea Florence en attrapant son téléphone.

Merci. La nourriture au Golden Lion est excellente. Gnocchis pour moi, s'il te plaît. Vers 19 heures ? Je m'arrête chez Lexy en rentrant chez moi.

La réponse arriva presque immédiatement.

Parfait. Je vais arranger ça. Un dessert ?

Non, merci.

Quoi, tu refuses des profiteroles au caramel beurre salé ? Tu délires !

Elle l'imagina en train de sourire pendant qu'il tapait. Ces yeux bleus étonnants, scintillant de malice alors qu'il tentait de la séduire. Cette belle bouche… Au lieu de répéter un refus poli, elle se surprit à écrire en retour :

On partage les profiteroles, alors ?

Ça marche pour moi. Miam. À plus tard. x

C'était ridicule. Ils n'étaient pas vraiment ensemble, même s'ils avaient couché ensemble. Et pourtant ça semblait léger et doux, comme un échange entre amoureux. Excitant. Il avait même envoyé un baiser. L'espace d'un instant, Florence s'imagina assise en face de lui à une table de bistrot tranquille, partageant avec lui les mets délicieux que contenait son assiette…

Elle devait vraiment faire attention ! Il serait trop facile de tomber amoureuse de lui. Comment pouvait-elle se laisser séduire par quelqu'un qui avait clairement fait savoir qu'il n'était pas là pour longtemps ? C'était le plus sûr moyen d'avoir le cœur brisé à nouveau. Entre eux, il ne pouvait et devait y avoir que de l'amitié, elle ferait bien de s'en souvenir.

En rentrant chez elle après son service, Florence s'arrêta chez sa sœur pour prendre une tasse de thé et embrasser ses nièces.

— Tante Floss, tante Floss, regarde-moi faire une pirouette ! dit Anna.

— Et moi ! lança Darcey, pour ne pas être en reste.

— Je suis un ballet-saurus qui danse la bourrée ! lança à son tour Margot, qui se mit à courir derrière ses sœurs en poussant des rugissements.

— Les filles, vous êtes épuisantes ! dit Lexy sans cependant pouvoir retenir un sourire. Allez montrer à papa vos nouveaux enchaînements, pour que je puisse avoir cinq minutes avec ma sœur.

De but en blanc, Lexy demanda :

— Alors pourquoi as-tu annulé ta sortie au parc avec nous hier ? Tu avais un rendez-vous avec un homme ?

Florence soupira.

— Tu t'en doutais, non ? Rob est en convalescence chez moi, en ce moment. Mais ne te fais pas d'idées. C'est platonique, entre nous, souligna Florence.

Lexy sourit.

— Donc tu joues au docteur avec lui ? J'adore !

— Arrête, Lexy !

Florence croisa les bras et lança un regard noir à sa sœur.

— J'aurais fait la même chose pour tous les autres membres de mon équipe, s'ils avaient été malades.

— Mais ça ne change rien au fait que tu as passé la nuit avec lui après le repas de Noël de ton service, et que tu l'apprécies vraiment, n'est-ce pas ?

— Lexy, c'est sans importance. Je suis très bien comme je suis, prétendit Florence.

— Si Rob habite chez toi, tu devrais en profiter pour mieux le connaître.

Lexy marqua une pause, puis la scruta attentivement.

— Je comprends qu'il soit malade, mais tu as fait une garde complète aujourd'hui. J'espère que tu n'as pas l'intention de préparer le dîner et de t'occuper de lui en rentrant à la maison ?

— Non. Il m'a envoyé un SMS avec le menu du Golden Lion ce matin et il commande un dîner pour nous deux.

— Au moins, il n'est pas comme Dan, qui aurait pu remporter le prix de l'homme le plus égoïste du monde, lâcha Lexy. Plus j'entends parler de Rob, plus il me plaît ! Quel mal y a-t-il à avoir une aventure avec lui ?

C'est l'instant que choisirent les filles pour revenir en courant, et bien sûr Florence dut les câliner toutes les trois, écouter Margot lire une histoire, faire l'éloge du dessin et de l'écriture d'Anna, et chanter des comptines avec Darcey.

Elle adorait chaque seconde qu'elle passait avec ses nièces, et était reconnaissante à Lexy de se montrer si généreuse. Mais, sur le chemin du retour, Florence sentit une étrange tristesse l'envahir : comme elle aurait aimé avoir des enfants à elle ! Hélas, Dan ne voulait que des enfants de sa propre chair et de son propre sang, et n'avait pas attendu longtemps après leur rupture pour en concevoir avec une autre ! Pensait-il qu'elle ne ferait pas une bonne mère ? Et, si oui, qu'est-ce qui n'allait pas chez elle, alors ?

Elle se secoua.

— Arrête de t'apitoyer sur ton sort ! s'écria-t-elle. Tu as de la chance. Tu es proche de Lexy et des filles, tu as de bons amis, et tu aimes ton travail.

C'était suffisant.

Il le faudrait, en tout cas.

En entrant dans son appartement, elle trouva la table dressée pour le dîner, et l'appartement propre et bien rangé.

— Salut ! Comment s'est passée ta garde ? demanda Rob.

— Bien, merci. Tu as l'air mieux aujourd'hui.

— Je me sens renaître peu à peu, répondit-il. Tu as passé un bon moment avec ta sœur et ses filles ?

— Oui. Et j'ai de nouveaux dessins à coller sur le frigo.

Elle les sortit de son sac et remplaça les trois derniers par les nouveaux.

— Je vais les mettre dans un dossier. Comme ça, les filles pourront les regarder quand elles seront plus grandes, et se rappeler que je les appréciais suffisamment pour les garder.

— C'est bon pour les enfants de savoir qu'ils sont aimés. Je suis sûr que nos parents ont encore tous les dessins qu'Ollie et moi avons faits, même les gribouillages.

— Veux-tu des enfants à toi, un jour ?

Les mots étaient sortis de sa bouche avant qu'elle ne puisse les retenir, mais il ne semblait pas du tout déconcerté par sa question.

— Je n'y ai jamais vraiment pensé, dit-il simplement. J'ai hâte d'être tonton quand Oliver et Gemma fonderont une famille, mais comme je ne suis pas très casanier je ne pense pas que je ferais un très bon père.

Ce qui ne répondait pas vraiment à sa question. Mais insister serait inutile, aussi décida-t-elle de changer de sujet. Puis, comme on leur livrait leur dîner, ils poursuivirent leur conversation à table.

Au moment où Rob, exténué, lui annonça qu'il allait se coucher, elle avait une certitude : quoi que Lexy ait suggéré, et aussi tentant soit-il pour elle, Robert Langley ne pouvait pas être son « amant provisoire ». Si Florence le laissait à nouveau s'approcher d'elle, elle ne voudrait pas le laisser partir, or il avait clairement montré qu'il n'était pas du genre à s'installer.

Elle ne pensait pas que Rob était enclin à tricher – il était plus intègre que Dan –, mais il avait sûrement besoin de quelqu'un qui partage sa soif de voyage, ses envies d'ailleurs ? Florence ne voulait pas parcourir le monde, elle voulait une maison, une famille, un jardin, bref : une vie paisible heureuse, tout ce que Rob avait laissé entendre qu'il ne souhaitait pas.

Le lundi, Florence traita un cas qui la fit penser à Rob. La façon dont la mère de son petit patient décrivait son fils correspondait exactement au portrait que Rob avait fait de lui-même enfant. Or on avait diagnostiqué à son patient un TDAH. Pendant sa pause, elle fit quelques recherches, et plus elle lisait sur cette pathologie, plus elle reconnaissait la personnalité de Rob. Elle avait vu par elle-même combien il était frustré quand il était limité dans ses mouvements ou privé d'action…

Elle y réfléchissait encore quand, ce soir-là, elle entra dans sa cuisine, où flottaient de délicieuses odeurs.

— Timing parfait ! s'écria Rob. Au menu, poulet sauté, comme promis !

Comme c'était agréable de partager un bon repas avec quelqu'un !

— Merci. Je suis très gâtée. C'est assez impressionnant, de la part de quelqu'un qui prétend ne pas savoir cuisiner, déclara-t-elle après avoir goûté une bouchée.

— Je n'ai pas dit que je ne savais pas cuisiner. J'ai dit que je ne préparais rien qui prenne plus de cinq minutes, rappela-t-il. Alors, comment s'est passée ta journée ?

— Bien. En fait, il y a un cas dont je voudrais te parler. J'ai reçu un garçon cet après-midi qui s'est blessé avec un stylo. Comme il s'ennuyait en classe, il l'a démonté pour jouer avec… et s'est retrouvé avec la mine coincée dans la paume. J'ai dû l'envoyer passer une radio pour m'assurer que je n'allais pas endommager un nerf en l'enlevant.

Rob sourit.

— C'est exactement le genre de chose que je faisais quand j'étais enfant. Maman parle toujours de mon premier jour à l'école. Apparemment, j'étais au fond du terrain de jeu et j'ai grimpé à un arbre avant que les enseignants ne se rendent compte de ce que je faisais – et je suis tombé.

Elle le regarda fixement, sous le choc.

— C'est terrible ! Tu as été blessé ?

— Non. Je n'ai même pas eu de bleu. En revanche, je me suis cassé le bras deux fois à la maternelle. Courir sur la glace n'est pas très malin, et j'ai bien peur de ne pas avoir suffisamment retenu la leçon la première fois.

— Alors tu étais l'enfant le plus casse-cou de la classe ? demanda-t-elle.

— Disons que je m'ennuyais très vite, expliqua-t-il. Pour

tous les autres, le moment fort de la journée était l'heure de l'histoire. Pour moi, c'était une torture. Il n'y avait rien de pire que de devoir rester assis et écouter pendant ce qui me paraissait une éternité !

— Tu n'as pas pensé à devenir un athlète plutôt qu'une rock star, alors ?

Il eut l'air surpris, puis heureux qu'elle se souvienne de cette anecdote.

— Non. Un de mes professeurs a pensé que j'avais besoin d'un défi à relever, et il m'a suggéré d'essayer l'escalade. J'ai adoré ça. Plus tard, j'ai rejoint l'équipe de secours en montagne et envisagé des études de médecine.

— Oui, tu as dit que tu avais toujours eu la bougeotte.

— Plus que ça, même.

— N'as-tu jamais pensé qu'il pouvait y avoir une raison à cela ?

— Que veux-tu dire ?

Elle hésita un instant, puis reprit.

— Le garçon dont je viens de te parler, tu as dit qu'il te ressemblait, n'est-ce pas ?

Il fronça les sourcils, comme s'il se demandait où elle voulait en venir.

— Oui.

— Sa mère dit qu'il a un seuil d'ennui très bas. Et aussi qu'il est très intelligent et toujours en train de gigoter. On lui a diagnostiqué un TDAH, il y a quelques années.

Rob la regarda.

— Tu veux dire que tu penses que j'ai un TDAH ?

— Je ne peux pas vraiment porter de jugement clinique car ce n'est pas mon domaine. Mais je pense que cela pourrait expliquer ce que tu ressens. Pourquoi tu te sens très rapidement frustré. Pourquoi tu as besoin de bouger.

Il réfléchit quelques instants, puis répondit :

— Personne n'a jamais formulé cette hypothèse, mais

je n'y crois pas trop. Si j'étais dans ce spectre, Oliver y serait aussi.

— Les frères et sœurs d'une personne souffrant de TDAH sont plus susceptibles d'en être atteints également, ajouta-t-elle, mais ce n'est pas toujours le cas.

— Mais Ollie est mon jumeau !

— Je sais, mais êtes-vous vraiment identiques ? Je sais que c'est une question stupide, mais il y a une réponse scientifique à cela, tu le sais aussi bien que moi.

— Nous avons toujours pensé que nous étions identiques, jusqu'à la transplantation, expliqua Rob. Évidemment, après une foule d'examens, il est ressorti que nous présentons quelques différences d'ADN.

— C'est possible ? demanda-t-elle, surprise.

— Il y a ce qu'on appelle la variabilité du nombre de copies, dit-il. Normalement, on obtient deux copies de chaque gène, une héritée de chaque parent. Mais certaines zones du génome possèdent jusqu'à quatorze copies d'un gène, et c'est là que l'on peut observer des variations. En outre, avec l'âge, l'ADN se modifie sous l'effet de facteurs environnementaux. Ainsi, même si vous étiez au départ de vrais jumeaux monozygotes, vous ne serez plus identiques à un moment donné de votre vie.

— Je l'ignorais.

— Nous aussi, dit-il. Je n'en sais pas assez sur le caractère génétique du TDAH, mais, cela pourrait expliquer pourquoi Ollie et moi sommes si différents, alors que nous avons été élevés de la même façon.

S'il reconnaissait que sa théorie était plausible, il n'en était pas moins profondément ébranlé.

— Je n'arrive pas à croire qu'aucun de nous ne l'ait remarqué avant, balbutia-t-il. D'accord, ce n'est pas le genre de troubles qu'on diagnostique aux urgences, mais Ollie est généraliste, et aucun de nos professeurs n'en a jamais parlé.

— Comme tu étais brillant en classe, ils ont probablement supposé que tu étais…

Elle s'arrêta.

— … « un enfant plein de vie », acheva Rob. C'est ce que mes profs écrivaient sur mes bulletins. Année après année.

— Ce n'est pas une mauvaise chose, Rob. Juste une explication.

Florence avait vu en lui ce que personne d'autre n'avait jamais vu. Il avait l'impression qu'elle le cernait mieux que quiconque et ne le jugeait pas. Elle n'avait pas non plus pitié de lui. Ses yeux bruns étaient pleins de sympathie et de bienveillance.

— Je m'excuse d'avoir été… indiscrète, dit-elle. Ce n'était pas à moi d'évoquer ce sujet avec toi.

— Je ne pense pas, non, assura-t-il. Tu viens de résoudre une énigme que je n'ai jamais pu résoudre. Grâce à une hypothèse qui n'a jamais effleuré mon esprit ni celui de quiconque. Qu'est-ce qui t'a fait penser à ça ?

— Tout ce que la mère du garçon a dit ressemblait tellement à la façon dont tu parles de toi que… ça m'a fait réfléchir.

— Maintenant, je comprends pourquoi…

Il s'interrompit.

— Pourquoi… ? répéta-t-elle doucement.

— Pourquoi j'ai toujours quitté les femmes que j'ai aimées par le passé. Je ne suis ni un tricheur ni un menteur, dit-il, mais je choisis toujours des partenaires qui ont des aspirations très différentes des miennes, qui veulent me faire renoncer à mes passions…

— Il ne faut rien regretter, Rob. On ne peut pas être quelqu'un d'autre que soi-même, et on échoue toujours à vouloir changer les autres.

En entendant ces mots, il se sentit plus léger, comme si, soudain, elle venait d'enlever un énorme poids de ses épaules. Pour la première fois, il prenait conscience qu'il n'était pas seul en cause.

— Tu es très bien comme tu es, ajouta-t-elle.

Un silence assourdissant se fit soudain. Plus il passait de temps avec elle, plus il voulait passer de temps avec elle. Elle était unique. Mais que voulait-elle ? Elle avait déjà déclaré ne pas aimer les relations compliquées, mais voulait-elle parler de lui ?

Ce fut elle qui reprit la parole :

— Donne-toi du temps pour... digérer tout ça. Parles-en à ton frère.

— Tu as raison, c'est ce que je vais faire, promit-il.

En rentrant chez elle mardi, Florence ne se sentait pas dans son assiette.

— Tu vas bien ? demanda Rob.

— Oui, prétendit-elle. Mais j'ai eu un cas qui m'a vraiment touchée, aujourd'hui.

— Tu veux en parler ?

— J'ai reçu une patiente qui a trébuché dans un escalier et s'est cogné le genou sur la bordure métallique de la marche. Ironie du sort : elle sortait déjeuner pour fêter son départ à la retraite.

— Aïe...

— Résultat : une lacération de dix centimètres sous son genou, d'environ deux centimètres de large, et qui va jusqu'à l'os.

Cependant, ce n'était pas la blessure qui l'avait bouleversée. Elle avait vu des cas bien plus sévères.

Mais Rob avait compris que le fait de parler de ses patients lui donnait l'espace dont elle avait besoin pour faire le tri dans ses sentiments, car il demanda :

— Tu as donc traité cette fracture comme une fracture ouverte ?

— Oui. Il y avait aussi un saignement artériel. Nous avons réussi à l'arrêter, je lui ai donné des antibiotiques prophylactiques par voie intraveineuse et l'ai envoyée faire une radio pour voir s'il y avait une fracture. Heureusement, il n'y en avait pas, mais j'ai dû l'envoyer au bloc pour refermer la plaie.

— Une blessure aussi profonde présente un risque important d'infection, en effet.

— Je lui ai demandé si je pouvais appeler quelqu'un, et elle m'a répondu que non. Pas de partenaire, pas d'enfants, sa sœur est en Nouvelle-Zélande, et elle ne veut pas être un fardeau pour ses amis.

Était-ce cela, qu'elle redoutait ? Que sa vie soit comme ça, dans trente ans ? Sans partenaire, sans enfants ? Et si sa sœur et ses nièces déménageaient ?

— Je suis allée bavarder avec elle pendant ma pause.

— C'est gentil, dit-il.

Elle se secoua violemment.

— Désolée, je ne sais pas pourquoi je te raconte ça. Je suis un peu… ébranlée, je crois. Je vais aller courir pour me remettre.

— Je ne savais pas que tu courais.

— Cela me permet de me vider la tête quand j'ai un cas qui me préoccupe, dit-elle.

Elle sourit.

— J'aime bien être au bord de la mer, aussi. J'emmène les filles et on fait des châteaux de sable ou on cherche des coquillages…

Une nouvelle vision traversa l'esprit de Rob : celle de trois petites filles qui avaient ses yeux et le visage en cœur de Florence. Tous les cinq, ils construisaient des châteaux de sable au bord de la mer, trouvaient de jolis coquillages, écoutaient le clapotis des vagues sur le rivage…

Oh ! par pitié !

Il n'avait jamais eu ce genre de fantasmes auparavant.

C'était la deuxième fois en une semaine. Qu'est-ce qui n'allait pas chez lui ?

Il avait besoin d'air.

— Tu sais quoi ? lança-t-il soudain. Tu as eu une garde difficile et je pense que nous avons tous les deux besoin de prendre l'air. Allons manger une pizza ! Je t'invite, parce que c'est mon idée.

Il crut qu'elle allait protester, mais elle hocha la tête.

— Merci. C'est gentil. Je vais conduire, dit-elle.

— On va faire un karaoké dans la voiture, alors ! suggéra-t-il. Fais comme si j'étais tes nièces et chante avec moi !

À son grand soulagement, il réussit à lui arracher un sourire. Ils chantèrent des chansons d'Abba sur le chemin de la pizzeria, et elle souriait encore en garant la voiture.

— Qu'est ce qu'il y a ? demanda-t-il.

— Je me demandais juste, à propos de ton groupe de rock… Étais-tu meilleur chanteur ou guitariste ?

— Chanteur, dit-il sans hésiter. Mes solos de guitare étaient à la limite du supportable.

Ils éclatèrent de rire tous les deux.

— Je ne veux pas me moquer de toi, mais… chanter n'est peut-être pas ton fort, Rob.

— Tu as raison ! D'ailleurs, tu chantes faux, toi aussi, mais pas autant que moi !

Plaisanter ensemble avait brisé la tension entre eux, et lorsqu'ils s'installèrent à leur table dans la pizzeria Rob se surprit à regretter qu'il ne s'agisse pas d'un vrai rendez-vous.

7.

Le mercredi, Rob prit un taxi pour Ashermouth Bay et rencontra son frère devant le cabinet.

— Tu as une mine affreuse, dit Oliver en le serrant dans ses bras. Tu t'es surmené, encore ?

— C'est juste une petite infection. Les antibiotiques fonctionnent bien, et je suis en voie de guérison, maintenant.

— Quoi ? Une infection ? C'est arrivé quand ? Pourquoi tu ne me l'as pas dit ? demanda Oliver.

— Parce que tu te serais inquiété, tu en aurais parlé à maman, qui se serait inquiétée à son tour.

Rob tapa sur l'épaule de son frère.

— Je vais bien, je t'assure. Vraiment. Je me suis senti un peu mal pendant mon service la semaine dernière, mais j'ai été raisonnable et je suis allé consulter un néphrologue. Après une batterie d'examens, il a diagnostiqué une infection et non un début de rejet, et m'a donné un traitement et un arrêt de travail d'une semaine.

Oliver lui jeta un regard étonné.

— Pourquoi n'es-tu pas venu chez moi ?

— Eh bien… Tu as déjà rompu tes fiançailles à cause de moi. Je ne voulais pas gâcher ton histoire avec Gemma.

Oliver protesta.

— Mais pas du tout ! Ce n'est pas ta faute si Tabby a mis fin à notre histoire, et, pour l'amour de Dieu, tu es mon frère jumeau ! La prochaine fois que quelque chose comme ça arrive, tu m'appelles ! Et oui, bien sûr, que je le dirai à maman, parce qu'on doit la tenir au courant, mais je m'assurerai qu'elle te laisse l'espace de liberté dont tu as besoin.

Rob se sentit soulagé.

— Désolé. Je sais que j'aurais probablement dû te prévenir, mais ne voulais pas t'inquiéter. Ou me mettre en travers de votre chemin, à toi et Gemma.

— Sache que Gemma semble t'apprécier, pour une raison étrange, répliqua sèchement son jumeau.

— Je l'aime bien aussi. Vous allez bien ensemble, avoua Rob. Alors, où allons-nous déjeuner ?

— Au pub ? suggéra Oliver.

— On peut avoir une table tranquille ? J'aimerais te demander conseil.

Oliver lui jeta un regard inquiet.

— Ça a l'air sérieux.

— Ça n'a absolument rien à voir avec mon état de santé, assura Rob.

Une fois qu'ils furent assis et qu'ils eurent commandé, Rob dit :

— Dis-moi, Oliver : en tant que médecin généraliste, comment diagnostiquerais-tu un patient souffrant de TDAH ?

Oliver parut surpris, et il réfléchit quelques instants avant de répondre.

— Je commencerais par parler aux parents de mon patient, je passerais en revue les questionnaires de diagnostic avec eux et peut-être avec les professeurs, puis j'adresserais le patient à un pédiatre spécialisé.

— Et si le patient était un adulte ?

— Eh bien, je suivrais un processus similaire. Mais… Pourquoi veux-tu savoir cela ?

— Il ne t'est jamais venu à l'esprit que je pourrais avoir un TDAH ?

— Non, pas du tout, dit Oliver d'un air pensif. Bien

que, maintenant que tu m'en parles, tu correspondes bien au profil hyperactif. Maman a toujours dit que tu étais l'enfant le plus agité qu'elle ait jamais vu. Mais nous sommes de vrais jumeaux, et je ne réponds à aucun des critères, alors comment est-ce possible ?

— Parce que nous ne sommes pas tout à fait identiques, expliqua Rob. Tu te souviens des tests que nous avons passés avant la transplantation ? Des fragments de nos génomes sont différents, c'est pourquoi on m'a prescrit des immunosuppresseurs à faible dose. J'ai beaucoup lu sur le sujet, cette semaine, et il est possible que nous soyons un peu plus différents que nous le pensions.

Oliver planta ses yeux dans les siens.

— Me demandes-tu de te diagnostiquer et de te prescrire quelque chose, Rob ?

— Non. Je verrai mon propre médecin généraliste, mais je voulais ton avis. Apparemment, il existe d'autres traitements que les médicaments.

— Beaucoup de patients adultes souffrant de TDAH non diagnostiqué pratiquent l'automédication pour gérer leurs symptômes, dit Oliver. Et, maintenant que j'y pense, c'est ce que tu fais, toi aussi.

— Comment ça ? s'écria Rob en fronçant les sourcils. Tu sais que je n'ai jamais abusé des médicaments ni pris aucune drogue. Je ne fume pas. Et, bien que j'apprécie le bon vin rouge, je ne dépasse pas les limites.

— Ce n'est pas ce que je veux dire, dit Oliver. Je veux parler de tes conduites à risques. L'escalade. L'aide humanitaire dans les zones de catastrophe ou de conflit. Je pense que c'est comme ça que tu gères tes symptômes.

— Tu veux dire que, si mon médecin me mettait sous traitement, je n'aurais plus besoin de grimper ? demanda Rob.

Oliver secoua la tête.

— Je pense que l'escalade signifie trop pour toi pour que tu y renonces un jour. Mais, si mon intuition est juste, alors tu devrais trouver quelque chose pour te stimuler jusqu'à ce que tu sois assez en forme pour reprendre l'escalade. Quelque chose à faire pendant ta convalescence. Gemma et moi, nous avons mis sur le site du cabinet une série d'exercices mentaux et physiques, comme le yoga, par exemple…

Le yoga ? Rob savait que Florence en faisait chaque semaine. Peut-être pourrait-elle l'initier à cette discipline ?

— Je demanderai à ma collègue Florence. Je t'ai déjà parlé d'elle, non ? Je me suis installé chez elle pour ma convalescence.

Oliver tapa sur l'épaule de son frère, puis scruta son visage.

— Pas vraiment, mais c'est inutile. Je pense que tu devrais parler à ton amie. Lui dire ce que tu ressens pour elle.

— Et si elle ne ressent pas la même chose ?

Oliver sourit.

— Nous avons déjà eu cette conversation. Sauf que c'était moi qui avais des doutes, la dernière fois. Suis le conseil que tu m'as donné à l'époque et parle-lui en toute franchise. Que pense-t-elle de toi ?

— Je ne sais pas, admit Rob. Je crois qu'elle m'aime bien.

— C'est un bon début, mais la seule façon de le savoir avec certitude, c'est d'avoir une vraie conversation avec elle.

Il savait mieux que personne mettre les patients à l'aise, mais quand il s'agissait de lui il était complètement nul. Mais il savait que son jumeau avait raison, et se promit d'essayer.

*
* *

— Qu'est-ce que tu fais ? demanda Florence, le lendemain matin, quand Rob entra dans la cuisine, douché et habillé.

— Je vais au travail. Si ça ne te dérange pas de me déposer, bien sûr.

— Ça me dérange, répliqua-t-elle. Tu es en arrêt pour une semaine.

— Cela fait presque une semaine, dit-il.

— Six jours.

— Qu'est-ce qu'un petit jour ? lança-t-il avec un sourire. Je me sens parfaitement bien.

— Tu te surmènes, gronda Florence.

— Je te promets de me ménager, mais j'ai besoin de retourner au travail, de me sentir utile.

— À la moindre alerte, tu me le dis et tu arrêtes, c'est d'accord ?

— Promis !

— La patiente s'appelle Kelly, dit l'ambulancière à Florence et Rob. Trente-quatre ans, enceinte de cinq mois et demi de son premier enfant. Sa voiture a été emboutie alors qu'elle était à l'arrêt. L'airbag ne s'est pas déclenché, mais elle est inquiète parce qu'elle ne sent pas le bébé bouger.

Elle baissa la voix pour ajouter :

— Je n'ai pas pu détecter de battements de cœur avec le stéthoscope, mais cela pourrait être dû à la position du bébé.

Florence espéra de tout cœur qu'elle avait raison.

— Pas de signes de contractions, pas de fuites de liquide amniotique, mais comme Kelly est inquiète son pouls est un peu élevé.

— Merci, je vais faire appeler la maternité, dit calmement Florence avant de se tourner vers sa patiente. Kelly, je suis le Dr Jacobs, et voici le Dr Langley. Je sais que vous êtes stressée, mais nous sommes ici pour prendre soin de vous et du bébé. Bouge-t-il beaucoup, d'habitude ?

— Un peu. Mais il n'a pas bougé depuis l'accident.

— Cela ne signifie pas nécessairement qu'il y a un problème, expliqua Rob d'un ton rassurant. Les bébés ont tous des rythmes différents. Vous devez accoucher dans cet hôpital ?

— Non, je vis à Glasgow. Je suis juste venue pour la journée pour voir ma grand-mère. Je… Oh ! mon Dieu ! Je ne peux pas perdre ce bébé !

— On peut prévenir quelqu'un pour vous ? demanda Rob.

Elle secoua la tête.

— Mon mari est en route. Et ma mère a appelé mamie pour lui dire que je…

Kelly étouffa un sanglot.

— C'est bon. Il sera bientôt là, dit Florence d'un ton apaisant. Nous allons vous faire une échographie pour voir comment va le bébé.

Elle allait vérifier aussi le placenta. Un impact, même si la secousse n'était pas très forte, pouvait le fissurer.

Florence serra le bras de sa patiente.

— Je vais vous examiner, si vous êtes d'accord. Je sais qu'en ce moment tout semble effrayant, mais vous êtes entre de bonnes mains.

— Connaissez-vous votre groupe sanguin ? demanda Rob.

— A positif, répondit Kelly.

— Très bien, dit Florence. Avez-vous des douleurs, quelque chose qui ressemble à une ecchymose, ou une sensation de tension ?

Kelly secoua la tête.

— Je ne crois pas… S'il vous plaît, est-ce que mon bébé va bien ? demanda-t-elle, implorante.

— Je vais chercher l'échographe portable, dit Florence. Je reviens dans cinq minutes maximum.

— Et moi je reste à vos côtés, ajouta Rob. Essayez de respirer lentement : trois inspirations, trois expirations, et je vous assure que ça ira mieux. Comptez avec moi : un, deux…

Florence savait qu'elle laissait Kelly dans les meilleures mains possibles. Rob était merveilleux avec les patients, et ferait un parfait point d'ancrage. Une fois qu'elle eut fermé les rideaux du box, elle interpella le premier collègue qui passait.

— Ranj, j'ai une patiente qui vient d'avoir un accident de voiture. C'est sa première grossesse et elle ne sent pas le bébé bouger. Pouvez-vous appeler quelqu'un de la maternité, et leur dire que c'est urgent ? Rob est avec elle, maintenant, et je vais chercher le scanner portable.

— Je m'en occupe !

— Merci.

Elle fit rouler l'échographe jusqu'au box et expliqua à Kelly ce qu'elle faisait pendant qu'elle installait l'appareil.

— Nous voulons tellement ce bébé ! gémit Kelly. Il nous a fallu trois tentatives de FIV pour y arriver. Tout ce que je veux, c'est être maman, et tout est ma faute. Si je n'étais pas venue voir ma grand-mère, je n'aurais pas eu cet accident !

— Vous n'êtes absolument pas responsable, assura Florence avec fermeté. Vous étiez à l'arrêt lorsque l'autre conducteur vous a percutée, et les accidents arrivent n'importe où…

Florence se tut, de crainte que le ton de sa voix ne trahisse son émotion.

Ce léger tremblement dans la voix de Florence alerta Rob. Est-ce qu'il lui était arrivé quelque chose comme ça par le passé, et qu'elle s'était sentie coupable, elle aussi ?

Il lui jeta un coup d'œil, mais son expression était celle d'un médecin inquiet.

— Le cœur du bébé est là, dit-elle en tournant l'écran pour que Kelly puisse le voir par elle-même, et il bat très fort. Regardez ! Il donne des coups de pied !

Kelly laissa échapper un sanglot de soulagement, tandis que Florence serrait sa main.

— Tout va bien se passer, promit-elle.

Cela n'était pas tout à fait vrai. Rob distinguait une anomalie à l'écran que Florence n'évoquait pas pour ne pas affoler sa patiente. Il pouvait s'agir d'un décollement placentaire caché : au lieu de s'écouler par la voie vaginale, un peu de sang était piégé entre la paroi de l'utérus et le placenta. Il échangea un regard avec Florence et comprit qu'elle avait repéré le même problème que lui.

— Kelly, puis-je vous examiner ? demanda Florence.

— Oui, bien sûr. J'ai un peu mal au dos. Je n'avais pas vraiment remarqué avant, parce que j'avais peur pour le bébé…

— Quel genre de douleur ? demanda Florence.

— Comme lorsque vous vous cognez le dos de la main sur le coin d'un bureau et que, trois jours plus tard, vous avez un bleu, dit Kelly.

— Je vais demander à un gynécologue de venir vous voir, dit Florence avec précaution. Il se peut qu'on décide de vous garder pour la nuit et de vous surveiller, parce que les symptômes que vous décrivez évoquent peut-être un décollement placentaire.

Kelly pâlit.

— Mon bébé va-t-il s'en sortir ?

— Nous ferons de notre mieux, assura Rob, soucieux de ne pas trop s'engager.

Quelques minutes plus tard, Naz Mahmoud, l'une des chefs de service de la maternité, arriva, et Florence s'entretint tranquillement avec elle à l'extérieur du box pour l'informer de la situation avant de la faire entrer pour lui présenter leur patiente.

— Naz va s'occuper de vous maintenant, Kelly.

— Vous êtes entre de bonnes mains, affirma Rob, toujours rassurant.

Il avait l'intention d'emmener Florence prendre un café pour discuter tranquillement et voir si elle allait bien, mais le téléphone rouge sonna pour annoncer que les ambulanciers amenaient un patient soulevant une suspicion d'attaque cérébrale ; ils n'avaient tout simplement pas le temps de s'accorder une pause.

— Ça va ? demanda-t-il.

— Bien sûr.

Il savait qu'elle ne disait pas la vérité, mais en ce moment précis il ne pouvait rien faire pour l'aider.

À la fin de leur service, et une fois admis leur patient victime d'un accident vasculaire cérébral, Florence dit :

— Donne-moi dix minutes et je te dépose ?

— Bien sûr. Je vais chercher des chocolats chauds à emporter. Je te retrouve à la voiture ?

Quand elle le rejoignit, son air sombre avait disparu, mais Rob voyait clair dans son jeu : elle noyait le poisson.

— Tu veux que je conduise ?

— Non, merci, répondit-elle en prenant une gorgée de chocolat, avant de caler le gobelet dans le support prévu à cet effet.

Rob s'attendait à ce qu'elle rompe le silence, une vieille ruse de médecin qu'elle connaissait aussi, car elle ne décrocha pas un mot jusqu'à son appartement.

Mais il n'abandonna pas.

— Je vais cuisiner, proposa-t-il. Il y a des pâtes fraîches et de la sauce dans le frigo.

— Je n'ai pas faim…

— Tu as eu une rude journée de travail, dit-il. Et tu n'as pas l'air bien. Tu sais, je ne suis pas doué pour parler sentiments, mais je vois que tu es bouleversée, et je suis sûr que cela est en rapport avec Kelly. Parle-moi, Florence…

Comme elle restait muette, il soupira.

— Imagine que je suis ta sœur, parce que j'ai l'impression que tu as vraiment besoin d'un câlin, dit-il en l'entourant de ses bras pour la serrer contre lui.

À cet instant, enfin, elle laissa couler ses larmes.

Il attendit qu'elle se calme, puis la fit asseoir à la table de la cuisine et posa devant elle une tasse de thé.

— Je ne veux pas te blesser ni te rappeler de mauvais souvenirs, dit-il avec douceur, mais si tu me confiais ce qui t'est arrivé ? Tu as eu une interruption de grossesse et tu as perdu un bébé ?

Dans un sanglot, elle murmura :

— Je ne suis même pas allée jusque-là.

— Tu as fait une FIV qui n'a pas fonctionné ?

Florence secoua la tête et leva vers lui ses immenses yeux bruns remplis de douleur.

— Que puis-je faire pour t'aider ?

— Rien, hélas…

Il lui caressa les cheveux.

— Si tu ne veux pas parler, je comprends. Mais parfois le fait de dire les mots qui font mal permet d'atténuer la douleur.

Dans un soupir, elle s'approcha de lui et posa la tête sur son épaule.

— Avec Dan, mon ex, nous avons en vain essayé d'avoir un bébé pendant trois ans. Nous avons fini par faire des tests et découvert que Dan était stérile. Hélas, il a absolument refusé de faire une ICSI, ou une FIV avec donneur.

Elle ferma les yeux.

— Je voulais désespérément un bébé, Rob… Cette

pauvre femme aujourd'hui… Ça aurait pu être moi, si Dan avait accepté la FIV.

— Je suis désolé qu'il t'ait laissée tomber.

Elle détourna le regard.

— Il s'est avéré qu'il voulait des enfants, mais pas avec moi. Il… Il avait une liaison. Et ça ne lui posait pas de problème que sa maîtresse ait déjà eu des enfants avant de le rencontrer. Il n'en voulait juste pas avec moi.

Rob retint les mots durs qui lui venaient aux lèvres. Elle n'avait pas besoin de sa colère mais de réconfort.

— Parce qu'il y a manifestement quelque chose qui ne va pas chez moi.

— Il n'y a absolument rien qui cloche chez toi, Florence, et tu feras une excellente mère. N'importe quel homme serait fier de t'aimer. Ton ex-mari ne t'appréciait pas à ta juste valeur et c'est sa faute, pas la tienne.

Comme elle lui jetait un regard dubitatif, il la serra contre lui, à court d'arguments. C'est alors que leurs bouches se trouvèrent, et s'unirent dans un baiser fougueux…

Brusquement, elle rompit leur baiser et s'écarta de lui.

— Je suis désolé, Florence. Ce n'était pas… Je n'aurais pas dû faire ça. Excuse-moi.

— Ce n'est pas toi, c'est moi, murmura-t-elle, évitant son regard.

Il marqua une pause, puis reprit :

— Écoute, je crois qu'il vaut mieux que je te laisse. Nous parlerons plus tard. À demain…

Il resta éveillé jusque tard dans la nuit tard, à réfléchir.

Maintenant qu'il connaissait la vérité sur l'échec de son mariage, il savait que, même s'il était amoureux d'elle, il n'était pas l'homme qu'il lui fallait. Elle voulait des enfants, et il n'avait jamais voulu s'installer et fonder une famille. Florence Jacobs ne ressemblait à aucune des femmes qu'il avait fréquentées auparavant, mais elle était sa collègue, et pour une durée limitée. Jusqu'à ce soir, ils étaient amis, mais le baiser qu'ils avaient échangé avait compliqué les choses. Il aurait dû partir dès qu'il avait commencé à se sentir mieux. Il n'aurait pas dû céder à la tentation de rester. Il n'aurait pas dû tenter de la consoler, ni céder à l'élan qui le poussait vers elle.

Tranquillement, il fit ses valises. Demain, il prendrait un taxi pour l'hôpital, récupérerait sa voiture et retournerait à son appartement.

Et il devrait se montrer plus distant avec elle à l'avenir. La traiter comme une simple collègue. Ce n'était pas ce qu'il voulait – il la voulait, elle – mais il ne pouvait pas répondre à ses besoins. Elle méritait de trouver quelqu'un qui l'aimerait, quelqu'un qui lui donnerait la famille dont elle rêvait.

Le lendemain matin, elle avait visiblement opté pour la même tactique, car elle se montra aussi réservée que lui.

— Je te fais griller un toast ?

— Non, merci, dit-il. Mais je te remercie de t'être si bien occupée de moi cette semaine.

— Je t'en prie. Tu as l'air beaucoup mieux.

— Je me sens beaucoup mieux, et il est temps que je retourne dans mon propre appartement. J'ai défait le lit et mis les draps dans le panier à linge. Je partirai dans la matinée, j'ai un peu de travail à faire chez moi…

— D'accord.

Elle le gratifia d'un sourire éclatant qui ne le trompa pas le moins du monde, et s'éclipsa rapidement.

Merci de t'être occupée de moi. Ton amitié m'est très précieuse. Rob

Le bouquet était superbe. De grandes roses orange et blanches, agrémentées d'un joli feuillage.

Florence sut qui le lui envoyait avant même d'ouvrir la carte, et le message lui fendit le cœur.

C'était parfaitement poli et parfaitement clair. C'était sa faute s'il avait pris ses distances, et elle avait conscience de lui avoir envoyé des messages contradictoires.

Son appartement était si triste, sans lui ! La semaine dernière, elle avait apprécié de ne pas rentrer dans un appartement vide, après le travail, et elle avait apprécié chaque minute passée en compagnie de Rob…

Elle prit une profonde inspiration pour se ressaisir. Les fleurs étaient vraiment très belles et elle tenait à le remercier pour cette délicate attention.

Elle lui envoya un bref texto.

Merci pour les fleurs. Elles sont magnifiques. À lundi.

Il ne répondit pas.

Le texto que Florence lui avait envoyé était si bref et si impersonnel que Rob grinça des dents. Le message était clair : elle ne désirait pas qu'il l'appelle ce week-end.

Si seulement il pouvait aller faire de l'escalade !

Une promenade sur la plage ne parvint pas à lui changer des idées, car il se rappela qu'elle lui avait dit aimer la mer, elle aussi…

Tout le ramenait à Florence, à ses yeux, à son sourire.

Il n'arrivait pas à renoncer à elle, mais il n'avait pas non plus la moindre idée de la façon dont il devait s'y prendre pour arranger les choses avec elle.

Si seulement il n'avait pas cédé à son envie de l'embrasser ! C'était à partir de cet instant que tout avait mal tourné, et elle lui avait bien fait comprendre qu'elle ne voulait pas aller plus loin.

Il réussit à faire bonne figure pour le déjeuner avec ses parents, Oliver et Gemma, le dimanche. Son jumeau insista pour perpétuer la tradition et faire la vaisselle avec lui, même si Rob savait que c'était un prétexte pour bavarder et tenter d'en savoir plus.

— Alors, tu as parlé à Florence ?

Il ne pouvait pas avouer, même à son jumeau, à quel point il avait échoué.

— Non. Mais je vais le faire, répondit-il simplement.

Et, même si Oliver savait qu'il mentait, il eut la délicatesse de ne pas insister.

8.

Si le temps avait reflété l'humeur de Rob, le lundi matin aurait dû être sombre et pluvieux. Mais heureusement il faisait beau, et le soleil faisait briller les cristaux de givre.

Ce n'est qu'en franchissant les doubles portes du service qu'il réussit à accrocher sur son visage un sourire professionnel.

Comment Florence se comporterait-elle avec lui ? Il voulait qu'elle le voie comme un ami sûr, quelqu'un qui ne la laisserait pas tomber. Et il devait trouver un moyen de le lui faire comprendre.

En consultant le tableau des gardes, il vit qu'ils allaient devoir travailler ensemble, aujourd'hui. Mais au moins ils seraient occupés et entièrement concentrés sur leurs patients…

Le téléphone rouge sonna, et le visage de Florence se décomposa quand elle raccrocha.

— Un ouvrier du bâtiment, quarante ans, vient de tomber d'une échelle, de cinq mètres environ. Glasgow à dix sur les lieux, chuté à huit dans l'ambulance. Il a convulsé. Son compagnon est en chemin.

Rob savait que toute chute de cette hauteur comportait un risque de blessure à la tête, et les convulsions laissaient entrevoir la possibilité d'une hémorragie cérébrale qui nécessiterait une intervention chirurgicale.

Ils s'apprêtèrent à accueillir le patient. Quand les ambulanciers eurent déposé la civière, ils soulevèrent le patient et le transférèrent sur le lit, laissant sa minerve en place. Du sang coulait de son nez et de son oreille gauche. Rob chercha le regard de Florence, qu'il sentait aussi inquiète que lui.

Elle braqua une lumière dans ses yeux.

— Pupilles réactives, dit-elle.

C'était une bonne nouvelle.

Soudain, l'homme murmura :

— Que s'est-il passé ? Où suis-je ?

— Vous êtes à l'hôpital, répondit Rob. Vous êtes tombé d'une échelle et vous vous êtes cogné la tête. Je suis le Dr Langley, et voici le Dr Jacobs. Nous allons nous occuper de vous. Vous vous souvenez de votre nom ?

— Tim, dit le patient. J'ai mal à la tête.

— Tim, on va vous faire une radio pour voir ce qui se passe, dit Florence en lui tenant la main. Votre compagnon est en chemin.

Une larme coula sur le visage de Tim.

— Je ne peux pas bouger la tête.

— Nous vous avons posé une minerve pour protéger votre colonne vertébrale, dit Rob. Une fois que nous aurons fait la radio, nous saurons si nous pouvons l'enlever.

— Ash va me tuer ! Il m'avait pourtant dit de faire attention au verglas.

— Ce sont des choses qui arrivent, dit doucement Florence. Il sera bientôt là. Et nous sommes là pour veiller sur vous.

La radio montra des poches d'air dans la boîte crânienne de Tim.

— Je n'aime pas ça, dit Florence. Je vais appeler le neurologue.

— Bonne idée, déclara Rob. C'est peut-être une fracture, Je vais faire quelques vérifications pendant que tu appelles l'équipe de neuro.

— Et je viendrai te rejoindre avec son compagnon, quand il arrivera, ajouta-t-elle.

Heureusement, Tim semblait plus lucide qu'à son arrivée à l'hôpital, et Rob put le rassurer un peu tout en effectuant son examen complémentaire.

Quelques instants plus tard, Florence revint avec le compagnon du patient et les présenta rapidement.

— Ashir, voici le docteur Langley, qui m'aide à m'occuper de Tim. Rob, voici Ashir.

Ashir lui serra la main.

— Merci pour ce que vous avez fait ! dit-il avec chaleur.

Puis il se tourna vers Tim et lança d'un ton de reproche :

— Tomber d'une échelle, c'est ça que tu appelles être prudent ?

— Ça aurait pu être pire, dit Tim.

— Oui, tu vas bien, Dieu merci ! Quand j'ai reçu cet appel, j'ai pensé que…

Ashir réprima un frisson et prit la main de Tim.

— Tu as toujours dit que j'étais têtu, dit Tim, visiblement plus détendu maintenant qu'il n'était plus seul.

— Je te jure que je vais te coller ce casque de sécurité sur la tête ! lança Ashir.

Plus tard dans la matinée, l'équipe neurologique admit Tim en observation, tandis que Rob et Florence allaient s'occuper de leurs autres patients.

— Viens dîner à la maison, proposa Oliver, le mercredi soir. Tu goûteras les lasagnes de Gemma et elle te préparera un bon gâteau !

Rob le taquina.

— Ne me dis pas que tu apprécies les douceurs, maintenant !

— Je n'ai pas le choix. Gemma adore faire de la

pâtisserie, dit Oliver. Sérieusement, tu n'as pas l'air en grande forme. Cela te changera les idées, et ce sera plus amusant que de faire réchauffer un plat au micro-ondes.

Rob s'arrêta au supermarché en allant chez son frère pour acheter des fleurs et du vin. Gemma était à un cours de danse aérobic, mais les lasagnes cuisaient doucement au four, embaumant toute la maison.

Il avait commencé à parler de Florence à son frère quand Gemma entra dans la cuisine. Elle embrassa Oliver et prit Rob dans ses bras.

— Salut, casse-cou ! Alors, tu prépares ta prochaine escalade ? lança-t-elle.

— Tu peux répéter à Gem ce que tu me disais, proposa Oliver. Elle a l'avantage d'avoir deux chromosomes X, donc elle comprend comment l'esprit des femmes fonctionne.

— Que puis-je faire pour t'aider ? demanda Gemma. Tout ce que tu me diras restera entre nous, promis !

Rob expliqua que Florence avait été blessée auparavant et qu'elle ne voulait pas prendre le risque de s'engager dans une nouvelle relation.

— C'est la première femme pour laquelle j'éprouve des sentiments aussi forts, confia Rob. Je dois trouver un moyen de lui prouver que je suis sérieux.

— Et si tu essayais de lui répéter exactement ce que tu viens de me dire ? suggéra Gemma.

— Les mots ne suffisent pas. J'ai besoin de lui envoyer un message plus concret. Elle aime les travaux d'aiguille et elle m'a appris à faire du point de croix. Je peux peut-être lui broder quelque chose…

— Bonne idée, dit Gemma. Yvonne, la mère de ma meilleure amie, a une boutique d'artisanat. Elle organise des ateliers et je l'aide, parfois. Que veux-tu faire ?

— Je ne sais pas trop…

— Elle pourra sans doute te donner des idées, et t'aider

à trouver ce dont tu as besoin, dit Gemma. Quand es-tu libre pour la rencontrer ?

— Demain, dit Rob.

— D'accord. Je l'appellerai ce soir et lui parlerai de toi. Retrouve-moi au cabinet à l'heure du déjeuner et je vous présenterai, conclut Gemma.

— Merci.

Gemma lui sourit.

— Je t'en prie. C'est à ça que sert la famille. Même si je ne fais pas vraiment partie de ta famille.

— Tu es fiancée à mon frère et tu le rends heureux, alors tu es de la famille, assura Rob en la prenant dans ses bras.

— Et maintenant à table ! Mes lasagnes n'attendent pas ! lança Gemma avant de l'entraîner vers la salle à manger.

Le vendredi suivant, Rob et Florence étaient tous les deux de garde aux urgences. Et, une fois de plus, Rob ressentit profondément le malaise qui s'était installé entre eux.

Leur premier patient du matin était Michael Winters, un homme âgé accompagné de son petit-fils.

— Grand-père n'a pas voulu que j'appelle une ambulance, dit le jeune homme. Il n'avait pas l'air bien ce matin. J'ai vérifié son pouls et il était très rapide, et sa respiration n'était pas bonne, alors je l'ai mis dans la voiture et je l'ai amené ici.

L'équipe de triage les avait envoyés directement aux urgences.

— Vous avez bien fait, dit Florence. Depuis combien de temps votre grand-père est-il dans cet état ?

— Je l'ai découvert comme ça, ce matin. Mais je suis rentré tard hier soir, alors cela a peut-être commencé dans la nuit.

— A-t-il déjà eu ce genre de symptômes ? demanda Florence.

— Pas que je sache, mais je pourrais vérifier auprès de mon père.

— Présente-t-il des pathologies dont vous voudriez nous faire part ? voulut savoir Rob.

— Si l'entêtement est une pathologie, alors oui, il en souffre certainement, fit le jeune homme. Mais sinon je ne vois pas. Il ne fume pas. Il aime prendre un whisky avant d'aller se coucher, mais ce n'est pas un grand verre. Il sort le chien tous les jours, et il mange correctement car je vis avec lui et c'est moi qui fais la cuisine.

— Nous allons l'examiner, maintenant, dit Florence, alors, si cela ne vous dérange pas d'attendre dans la salle d'attente, nous viendrons vous chercher dès que nous aurons terminé.

Le jeune homme hocha la tête.

— Fais ce qu'ils te disent, grand-père, dit-il en serrant la main de Michael. Je veux te ramener à la maison dès que tu iras mieux.

— Tu te fais trop de souci, Dylan, marmonna Michael.

Rob n'était pas satisfait du rythme cardiaque de Michael, beaucoup trop rapide, ni de son taux de saturation en oxygène.

— Il faut lui donner de l'oxygène pour l'aider à respirer, et des bêtabloquants, pour faire baisser son rythme cardiaque, dit Florence.

Plus la tachycardie se prolongeait, plus le ventricule était sollicité, ce qui pouvait entraîner une insuffisance cardiaque.

Hélas, les bêtabloquants et l'oxygène n'eurent aucun effet, et Michael commençait à transpirer.

— Je pense que nous devrions tenter une cardioversion, a dit Rob.

— D'accord, dit Florence d'une voix blanche. Je vais aller parler à Dylan.

— Tout va bien ? demanda le jeune homme.

— Comme vous le savez, le cœur de votre grand-père bat trop vite, c'est ce qu'on appelle la tachycardie supraventriculaire, ou TSV. Elle peut avoir beaucoup de causes différentes, dit Rob. La plus courante est un problème électrique du cœur. Nous pourrons nous occuper de cela plus tard, mais pour l'instant nous devons faire en sorte que son cœur retrouve un rythme normal. Comme il ne réagit pas comme nous le voudrions aux médicaments, nous voudrions donc soumettre son cœur à un petit choc électrique.

— Comme… Quand quelqu'un a une crise cardiaque ?

— En quelque sorte, répondit Rob. Cela devrait permettre à son cœur de retrouver un rythme normal et ne prendra que dix minutes environ. Votre grand-père sera sous sédatif afin d'éviter la douleur. Il pourrait se sentir un peu étourdi et avoir mal dans la poitrine après l'intervention, mais nous le garderons quelques heures en observation au service de cardiologie. Nous allons également effectuer des tests pour déterminer exactement quel type de problème électrique a provoqué la TSV et proposer un traitement préventif.

— Faites en sorte qu'il aille mieux, supplia Dylan, quoi qu'il en coûte…

— Je viendrai vous chercher quand ce sera terminé, promit Rob, avant d'aller rejoindre Florence.

Ils mirent Michael sous sédatif, posèrent les coussinets adhésifs sur sa poitrine et fixèrent les électrodes au défibrillateur.

Leurs rapports avaient beau être un peu tendus en

ce moment, pensait Rob, sur le plan professionnel, en revanche, ils étaient parfaitement en phase.

Les résultats de la cardioversion furent spectaculaires : de cent quatre-vingt-cinq battements par minute, le rythme cardiaque de Michael descendit à une valeur plus normale de soixante-quinze.

Si seulement il pouvait faire en sorte que les choses se terminent aussi bien entre Florence et lui !

9.

Au milieu de la semaine suivante, Florence eut le plus grand mal à sortir de son lit lorsque son réveil sonna.

Elle se prépara une tasse de café, qu'elle ne termina pas car l'odeur lui donnait la nausée ; et ses toasts avaient un goût étrange. Métallique…

Certains virus affectaient le goût et l'odorat, elle le savait. Si elle en avait attrapé un, elle devait absolument éviter de le propager parmi ses collègues.

Elle prit sa température : normale.

Pourtant, elle ne se sentait toujours pas bien. Elle était sur le point d'appeler l'hôpital quand elle se rendit compte qu'elle avait quelques jours de retard dans ses règles, qui, pourtant, étaient très régulières…

Un rapide calcul confirma ses craintes, et fit naître en elle une angoisse mêlée d'espoir : et si elle était enceinte ?

Était-ce seulement possible ?

Bien que la nuit qu'elle avait passée avec Rob ait eu lieu en plein milieu de son cycle, sa période la plus fertile, ils avaient utilisé un préservatif. Certes, cela n'était pas efficace à 100 %, et de plus les immunosuppresseurs que prenait Rob affectaient sa fertilité.

Tout cela signifiait que les chances qu'elle soit enceinte étaient infiniment faibles.

Mais elle n'avait pas le temps de s'en inquiéter maintenant. Elle allait être en retard pour sa garde si elle ne se dépêchait pas ; elle se prépara à partir. Heureusement que Rob ne travaillait pas, aujourd'hui, parce qu'elle aurait eu du mal à faire bonne figure devant lui, avec toutes les questions qui tourbillonnaient dans son esprit.

Une fois sa garde terminée, elle se rendit dans une pharmacie et acheta un test de grossesse, certaine qu'il ne ferait que confirmer qu'elle n'était pas enceinte. Et en effet, tout se déroula exactement comme elle l'avait prévu : la fenêtre témoin demeura vide, et la ligne bleue n'apparut pas non plus dans l'autre.

Ce qui signifiait qu'elle n'était pas enceinte.

Elle se regarda dans le miroir et dit tout haut :

— Tu vois ? Tes espoirs sont ridicules, et tu t'es affolée pour rien. Bien sûr, que tu n'es pas enceinte !

Alors qu'elle aurait dû se sentir soulagée, elle sentit une étrange tristesse la submerger. Elle avait déjà vécu cette situation tant de fois ! Pourtant, elle avait espéré que sa vie serait différente et qu'elle aurait des enfants, comme sa sœur. Qu'elle et Dan formeraient une famille.

D'un autre côté, être célibataire présentait beaucoup d'avantages. Il n'était pas nécessaire d'avoir un partenaire et des enfants pour être épanouie. Elle avait une famille qu'elle adorait, un travail intéressant, de bons amis…

Sauf qu'au fond elle se sentait seule. Partager son appartement avec Rob pendant une semaine lui avait rappelé qu'elle aimait la compagnie, qu'elle avait besoin d'échanger au quotidien avec quelqu'un.

Elle était sur le point de remballer le test et de le jeter dans la poubelle de la salle de bains lorsqu'elle se rendit compte que la deuxième petite fenêtre avait changé. Elle n'était plus vide, et une ligne y apparaissait. Une ligne ténue, mais de plus en plus nette.

Elle la fixa, interdite. Cela devait être une erreur.

Elle cligna des yeux et regarda de nouveau. La ligne

était toujours là. Était-elle réellement enceinte, ou s'agissait-il d'un choc hormonal ?

Tout à coup, une foule de pensées envahirent son esprit. Si elle était enceinte, alors elle devait le dire à Rob. Il avait le droit de savoir qu'elle attendait son bébé ! Mais elle n'avait aucune idée de la façon dont il réagirait. Déciderait-il de l'épauler durant sa grossesse, ou la soupçonnerait-il de l'avoir piégé ? La nouvelle lui donnerait-elle envie de fuir au plus vite ?

Quand elle lui avait demandé s'il voulait des enfants, il avait dit qu'il pensait qu'il serait un mauvais père. Mais cela était-il vraiment le cas ? Les enfants avaient besoin de se sentir aimés. Rob était impulsif, mais également d'une bienveillance sans faille avec ses patients, qu'il écoutait avec la plus grande attention. La façon dont il parlait des membres de sa famille ne laissait aucun doute sur le fait qu'il les aimait tendrement. Elle était presque sûre qu'il aimerait leur enfant…

Mais elle doutait de ses sentiments pour elle. Quand bien même l'aurait-il aimée, désirée, était-ce suffisant pour s'engager dans une relation au long cours ? Allait-elle échouer, avec lui comme avec Dan ?

La première chose à faire était d'être absolument certaine qu'elle était enceinte, décida-t-elle en reprenant ses esprits. Elle retourna donc acheter un autre test, plus précis, puis renta à la hâte et courut s'enfermer dans la salle de bains.

Elle attendit, les nerfs à vif, le cœur battant à cent à l'heure…

Une ligne apparut dans la première fenêtre : le test fonctionnait. Retenant son souffle, elle attendit qu'une ligne apparaisse sur le bâtonnet.

Positif… Elle était enceinte ! De plus de deux semaines. Son bébé avait été conçu pendant la nuit qu'elle avait passée avec Rob !

Elle s'effondra au sol, remonta ses genoux jusqu'au menton et resta un long moment immobile, sous le choc.

Et maintenant qu'allait-elle faire ?

Elle avait une certitude : elle garderait le bébé, quoi qu'il arrive. Il était hors de question pour elle de choisir l'interruption de grossesse ou de faire adopter son enfant. Ce bébé n'était peut-être pas prévu, mais elle l'avait attendu longtemps, et l'aimerait plus que tout. Elle savait aussi que sa famille la soutiendrait, tout comme ses amis.

Mais elle devait annoncer la nouvelle à Rob, et c'était le genre de conversation qu'ils devaient avoir en face-à-face afin d'éviter tout malentendu.

Après un long moment d'hésitation, elle prit son téléphone et lui envoya un texto.

Salut, j'aimerais te parler. Es-tu libre ce soir ?

Il ne répondit pas immédiatement, et elle dut prendre son mal en patience. Il était peut-être occupé avec son frère ou ses parents ou avait mis son téléphone en mode silencieux ?

Au bout d'une demi-heure d'une attente insupportable, elle décida de prendre le taureau par les cornes et composa son numéro. Elle sentit son pouls s'accélérer, mais après deux sonneries elle tomba sur la messagerie vocale. Elle attendit le bip pour laisser son message.

— Rob, c'est Florence. Peux-tu m'appeler ce soir, s'il te plaît ? Peu importe l'heure. Merci.

Pour tuer le temps, elle se prépara une omelette. Elle avait besoin de manger, et un bon repas l'aiderait à réfléchir à ce qu'elle allait lui dire. Elle s'apprêtait à prendre la première bouchée de son dîner lorsque son téléphone sonna. C'était Rob !

Elle décrocha au bout de trois sonneries.

— Florence ? Je viens de recevoir ton message, dit-il. Est-ce que tout va bien ?

— Euh… Oui.

— Que voulais-tu me dire ?

Elle prit une grande inspiration, puis se jeta à l'eau.

— J'ai besoin de te parler. De vive voix. Je peux venir chez toi, maintenant ?

Elle eut l'impression de le voir froncer les sourcils à travers sa voix.

— Euh… Oui.

— J'arrive. À tout de suite !

Un quart d'heure plus tard, elle se garait devant l'immeuble de Rob, folle d'angoisse.

Elle posa la main sur son ventre.

— Tu peux le faire, Florence Emily Jacobs ! murmura-t-elle.

Puis elle sortit de la voiture, marcha jusqu'à l'entrée de l'immeuble et appuya sur le bouton de l'interphone.

Il répondit aussitôt.

— Bonjour, Florence. Je t'ouvre.

Dès qu'elle entra, il demanda, l'air préoccupé :

— Je peux t'offrir un verre ?

— Non, merci.

— OK. Viens t'asseoir.

Son appartement était très sobre et très minimaliste ; il n'y avait presque aucune décoration, à part quelques photographies encadrées sur la cheminée. Il ressemblait plus à un appartement témoin qu'à un véritable foyer.

Elle prit place sur une chaise.

— Alors, de quoi voulais-tu me parler ? demanda Rob à brûle-pourpoint.

— Eh bien… Ce n'est pas très facile à dire.

— Dire quoi ?

Oh ! mon Dieu ! Pourquoi ne s'était-elle pas entraînée avant de venir ?

Finalement, les mots sortirent tout seuls.

— Je suis enceinte, Rob. Je te le dis parce que tu as le droit de savoir, mais sache que je n'attends rien de toi.

Sous le choc, il la regarda sans réagir.

Elle était enceinte.

De lui !

Rob n'arrivait pas à penser correctement.

Soudain, il la vit se lever, prête à partir, à sortir de sa vie.

Il ne pouvait pas – ne voulait pas – laisser cela se produire.

— Florence. Reste, dit-il. Il faut qu'on parle de tout ça.

— Il n'y a rien à dire, rétorqua-t-elle en haussant les épaules. Je sais que tu ne veux pas d'enfants et…

— Non, coupa-t-il, ce n'est pas vrai. Je n'ai jamais dit que je ne voulais pas d'enfants. Et je ne…

Il s'interrompit, prit une profonde inspiration, puis ajouta :

— S'il te plaît. Ne pars pas. Laisse-moi le temps de digérer tout ça et de mettre de l'ordre dans mes pensées. Et, si je dis quelque chose de stupide, je te demande pardon d'avance.

L'espace d'un instant, il crut qu'elle allait tourner les talons, mais elle hocha la tête et se rassit.

— Je peux t'offrir un café ? Du thé ? De l'eau ?

— Non, rien, merci.

— Excuse-moi si je fais les cent pas, dit-il. J'ai besoin de bouger quand je réfléchis.

— OK. Je comprends.

Il prit une grande inspiration.

— Tout d'abord, tu vas bien ?

Elle eut l'air surpris, comme si elle ne s'attendait pas à ce qu'il pense à son bien-être.

— Oui. Du moins, je pense, dit-elle. Je suis encore en train de me faire à l'idée.

— Quand l'as-tu appris ?

— Ce matin. Ça ne me ressemble pas, de devoir me

traîner hors du lit. J'ai remarqué que mes règles étaient en retard, alors que normalement elles sont très régulières.

— Alors tu as fait un test au travail ?

— Après le travail. J'en ai acheté un en rentrant à la maison. Puis je suis sortie pour en acheter un autre.

Il leva un sourcil.

— Pourquoi ?

— Le premier était juste pour me prouver que j'étais ridicule : je ne pouvais pas être enceinte. En dehors du fait que nous nous sommes protégés, tu es sous immunosuppresseurs, ce qui rend une grossesse peu probable.

Il se souvint de ce qu'elle avait dit à propos de sa tentative d'avoir un bébé avec son ex, et de la découverte de l'infertilité de celui-ci. La déception, de mois en mois, devait être terrible…

— Je ne pouvais pas être sûre que le résultat était vraiment positif, ni te parler du bébé sans l'avoir vérifié. C'est pourquoi j'ai acheté un deuxième test.

Rob avait envie de l'entourer de ses bras et de la serrer contre lui, de lui dire que tout allait bien se passer, mais il savait qu'il devait résister à cette impulsion. Pour l'instant, il devait lui laisser l'espace nécessaire pour s'exprimer.

Cette nuit-là était la seule qu'ils avaient passée ensemble. Il se livra à un rapide calcul, puis demanda :

— Donc tu es dans ta sixième semaine, c'est ça ?

— Oui, dit-elle en sortant de son sac une enveloppe contenant le test.

Il prit l'enveloppe, en retira le bâtonnet de test et le fixa longuement.

Et, contre toute attente, il fut saisi d'une sensation de joie. D'exaltation pure.

Ils allaient avoir un bébé !

Il aurait voulu la soulever dans ses bras, la faire tournoyer en l'air et l'applaudir.

Hélas, elle ne semblait pas se réjouir de cette nouvelle.

Avait-elle changé d'avis sur les bébés ? Ou était-ce lui, le problème ?

Il devait savoir ce qu'elle pensait, et il n'y avait qu'un seul moyen de le savoir. Alors il demanda sans préambule :

— Ce bébé doit naître l'été prochain. Qu'est-ce que tu veux ?

— Je te l'ai déjà dit, je ne viens pas pour te demander quoi que ce soit, rappela-t-elle.

— Ne parlons pas de moi pour l'instant. Je veux savoir ce que tu veux. Tu veux garder le bébé ?

— Oui.

— Et fonder une famille ?

Comme elle hésitait, il décida de prendre les devants. Car si, comme il le pressentait, elle voulait être avec lui, elle ne voulait clairement pas être la première à le dire…

Il lui sourit.

— Mon surnom dans la famille est Rob le casse-cou, et tu vas bientôt comprendre pourquoi. Promets-tu de m'écouter jusqu'au bout et de ne pas te défiler ?

— Je…

— S'il te plaît, Florence. C'est important.

Elle hocha la tête.

— Très bien.

Il prit une profonde inspiration.

— Ce que je voudrais te dire, c'est tout d'abord que je suis bouleversé par cette nouvelle. J'ai l'impression que ça change tout. Je suis absolument terrifié à l'idée de ne pas être à la hauteur, mais je vais faire de mon mieux pour apprendre à être un bon père, parce que, même si je n'ai pas eu beaucoup de temps pour me faire à cette nouvelle, je crois que… je suis ravi.

L'incrédulité était gravée sur son visage. Doutait-elle du fait qu'il allait tenter d'être le meilleur père possible, ou que la nouvelle le remplisse de joie ?

Il reprit la parole.

— Je sais que nous n'avons pas fait les choses dans le bon ordre. On est censé d'abord sortir avec quelqu'un, passer une première nuit avec cette personne, puis d'autres nuits, et si la relation devient sérieuse, envisager de fonder une famille. Nous avons brûlé les étapes en concevant un enfant dès notre première nuit. Mais mon état d'esprit a changé depuis que je te connais… Pour la première fois de ma vie, j'ai rencontré quelqu'un qui me donne vraiment envie de m'installer. Quelqu'un avec qui je peux être moi-même. Quelqu'un qui me comprend.

Elle n'avait toujours pas l'air convaincu. Mais maintenant qu'il savait de quelle façon son ex s'était comporté, en refusant à Florence son souhait le plus cher avant de la tromper lâchement, son comportement n'avait rien d'étonnant.

— Ton ex, dit-il doucement, est un idiot qui n'a pas reconnu ce qu'il y avait de précieux en toi, et je déteste la façon dont il t'a traitée. J'ai mes défauts, mais je te promets que je ne te ferai jamais délibérément du mal et que je ne te renierai pas. Je t'aime, Florence.

— Tu m'aimes ? répéta-t-elle, ébahie.

Elle n'avait toujours pas l'air de le croire, mais était-ce une lueur d'espoir qu'il lisait dans ses yeux ? Si oui, c'était une belle victoire…

— Je t'aime, répéta-t-il. Nous ne nous connaissons pas depuis longtemps, mais j'en suis certain quand même. J'aime beaucoup de choses en toi : le médecin que tu es, un médecin compétent et compatissant, qui écoute ses patients et prend la peine leur tenir compagnie pendant sa pause-déjeuner pour briser leur solitude. La femme qui s'est occupée de moi lorsque j'étais malade sans me contraindre ni m'étouffer. La femme qui a assemblé les pièces d'un puzzle que je n'aurais jamais réussi à résoudre par moi-même. La femme qui m'a appris à être, tout simplement, au lieu de devoir bouger tout le temps.

— C’est de l’amitié, pas de l’amour, murmura-t-elle.
— Je n’ai pas fini, dit-il. Je crois que l’affection, l’amitié sont le ferment du véritable amour. Mes parents s’apprécient et s’aiment aussi. Ollie et Gemma s’aiment bien. Et, pour ma part, j’aime vraiment la personne que tu es. J’aime la façon dont tu prends soin de tes nièces, dont tu te concentres sur tes travaux d’aiguille… J’aime la façon dont tu m’embrasses et dont tu ris avec moi, pas de moi. J’aime tes yeux, ta bouche… Chaque fois que je te vois, j’ai envie de t’embrasser à perdre haleine…
Elle leva vers lui ses yeux baignés de larmes.
— Et je t’aime un peu plus chaque jour. Je suis devenu fou, cette dernière semaine, à essayer de trouver comment te dire ce que je ressens pour toi sans te faire fuir.
— Pourtant, tu m’as évitée, au travail.
— J’ai essayé de prendre un peu de distance, dans l’espoir que tu te rapprocherais et pour mieux te montrer ce que je ressens pour toi. Je suis sérieux, tu sais.
Il se dirigea vers le buffet, sortit du tiroir l’ouvrage sur lequel il avait travaillé toute la semaine et le lui tendit.
— J’ai fini ça hier soir. C’est pour toi.

Florence fixa le morceau de tissu, stupéfaite.
Rob avait dû travailler sur cet ouvrage au point de croix pendant des jours. C’était bien trop compliqué pour un débutant !
Et c’était absolument magnifique. Le motif représentait un arbre dont les branches avaient la forme d’un cœur stylisé et le tronc était marqué du mot « amour ». Elle remarqua que chaque racine portait un nom.
Son nom !
— C’est merveilleux, murmura-t-elle.
— J’ai fait ce marque-pages pour toi, dit-il, et il

symbolise mes sentiments pour toi. Tu me fais vibrer, Florence. Avec toi, je vis plus intensément…

Les larmes aux yeux, elle balbutia :

— Je crois qu'on ne m'a jamais rien dit d'aussi gentil.

Elle n'arrivait pas à croire qu'il avait fait quelque chose d'aussi beau.

— Je le pense sincèrement, dit-il. J'ai eu un peu d'aide pour trouver le motif et le personnaliser, mais le reste vient du cœur.

— C'est époustouflant. Je n'arrive pas à croire que tu aies aussi bien travaillé.

— Et je suis resté assis pendant très longtemps sans bouger pour y arriver ! dit-il avec un sourire en coin. Je ne te propose rien de facile, Florence. Je serai toujours un peu agité, même si maintenant je sais ce qui se cache derrière ce comportement et que je sais quoi faire pour le garder sous contrôle. De plus, à cause de la greffe de rein que j'ai subie, j'aurai toujours une santé fragile, associée au risque d'un rejet qui constitue une complication grave. Mais je t'aime, Florence, et je veux être avec toi. Je veux fonder une famille avec toi. Je veux t'aider à élever notre bébé – et peut-être d'autres bébés dans le futur, si nous avons de la chance. J'espère que je pourrai rester ici, mais jusqu'à ce qu'un poste permanent se présente à l'hôpital, je serai heureux de faire la navette ou tout ce qu'il faut pour que notre relation fonctionne. Je sais que tu as été blessée et que je te demande de prendre un énorme risque, mais je t'aime et je pense que nous pouvons réussir ensemble. Florence, veux-tu m'épouser ?

Il l'aimait.

Il voulait l'épouser !

Il voulait être là pour le bébé, fonder une famille avec elle.

— Tu n'as pas à répondre tout de suite, s'empressa-t-il

d'ajouter. Réfléchis. Je te laisserai tout le temps dont tu as besoin.

— Tu m'aimes ? balbutia-t-elle.

— Je ne te demande pas de m'épouser juste à cause du bébé, ou parce que je pense que c'est ce qu'il faut faire. Je te le demande parce que je le souhaite de tout mon cœur. Parce qu'avec toi le monde a enfin un sens.

— J'ai eu tellement peur de mes sentiments pour toi que j'ai quitté ta chambre d'hôtel, ce matin-là, avoua Florence, enhardie par cette déclaration. Je pensais que tu serais reparti dans quelques semaines et je ne voulais pas tomber amoureuse de toi, pour ensuite te perdre. Mais je ne pense pas que mon cœur écoutait la voix de ma raison, car je suis quand même tombée amoureuse de toi. Sur la piste de danse, je crois… Je t'aime, Rob, mais en effet cela ne va pas être facile, entre nous. Mais, ensemble, nous pouvons y arriver. Alors oui. Je veux t'épouser et fonder une famille avec toi.

Il laissa échapper un cri de joie puis la souleva et la fit tournoyer dans ses bras. Puis il la reposa précipitamment.

— Désolé. Je dois te ménager. Dans ton état !

Il l'embrassa avec passion.

— Je t'aime, Florence. Je vais être le meilleur partenaire et le meilleur père qu'on puisse imaginer, et je sais que je donnerai le meilleur de moi-même avec toi à mes côtés.

— Je t'aime aussi, Rob.

Ils échangèrent un nouveau baiser pour sceller leur promesse.

— Je pense que nous avons quelques réunions de famille à organiser, dit-il. Ma famille va t'adorer !

— Et la mienne aussi. Surtout si tu promets à mes trois demoiselles d'honneur de leur acheter des robes roses à volants !

— Ah oui, j'allais oublier ! Nous avons aussi un mariage à organiser !

Épilogue

Août, neuf mois plus tard

Florence et Gemma attendirent sans bouger que leur demoiselle d'honneur remontent la fermeture Éclair de leur robe, puis tournèrent sur elles-mêmes.

— Magnifique ! déclara Claire.

— Parfait, dit Lexy.

— Vous êtes prêtes, les filles ? demanda Rupa, meilleure amie de Florence et demoiselle d'honneur en chef.

— Oui !

Margot, Anna, Scarlett – la filleule de Gemma – et Darcey répondirent en chœur et firent une révérence.

Même la petite Iona, dans les bras de sa grand-mère, se mit à gazouiller.

— C'est un jour parfait pour un mariage, déclara Stephanie Baxter, la mère de Gemma.

— Doublement parfait pour un double mariage, ajouta Heidi Jacobs, la mère de Florence. N'est-ce pas, Iona ?

Le bébé gazouilla de nouveau.

Stephanie jeta un coup d'œil à sa montre.

— On dirait que nous sommes prêtes. Qui veut prendre mon bras ?

— Moi ! dit Scarlett.

— Et moi aussi ! cria Anna.

— Je vais dire au photographe que nous arrivons, dit

Claire. Je n'arrive pas à croire qu'on ait trouvé une maison avec un double escalier !

— Un côté pour chaque mariée, dit Florence avec joie. C'est magnifique, non ?

Elle prit la main de sa future belle-sœur. Gemma lui avait raconté comment Oliver l'avait aidée à renouer avec ses parents, et elle en avait encore les larmes aux yeux.

— Hé, interdiction de verser des larmes aujourd'hui, sauf des larmes de joie !

— Oui, murmura Gemma en s'efforçant de sourire. La seule qui ait le droit de pleurer est Iona. Et je suis la première à avoir droit aux câlins !

En voyant l'éclat soudain dans les yeux de Gemma, Florence comprit. Quand tout le monde eut quitté la pièce, elle demanda :

— Ai-je raison de penser que tu viens de dépasser le stade des nausées matinales ?

Gemma rougit.

— C'est le problème quand on a des médecins dans la famille. Ils remarquent tout ! J'en suis à douze semaines.

— Alors tu es doublement radieuse : en tant que mariée et en tant que future maman ! lança Florence. Ollie va tomber amoureux de toi encore une fois !

— Et Rob va tomber à tes pieds. Comment fais-tu pour être aussi belle alors que tu n'as pas eu une nuit complète de sommeil depuis des semaines ? s'étonna Gemma.

— Parce que c'est le jour de notre mariage, a dit Florence, alors je pense qu'il y a un peu de magie dans l'air.

— Cet endroit est magique, murmura Rob en désignant le magnifique escalier à double révolution qui occupait le hall de la maison géorgienne.

Le plafond était surmonté d'un dôme en vitrail et la lumière du soleil inondait le sol de marbre en damier.

— Oui, répondit Oliver, ému aux larmes. Mais rien n'est trop beau pour nos futures épouses, n'est-ce pas ?

— Regarde, voilà les demoiselles d'honneur ! Et regarde maman. Elle a l'air si heureuse !

— Oh oui ! Et je la comprends ! dit Oliver. Ce n'est pas tous les jours qu'on marie ses deux fils et qu'on câline son premier petit-enfant. Elle s'entraîne un peu…

Comme il s'interrompait brusquement, Rob se tourna vers lui.

— Es-tu en train de me dire que… ?

— Douze semaines. Ne dis pas à Gem que je te l'ai dit ! gronda Oliver.

— Je ne dirai rien, promis ! lança Rob en souriant. C'est génial. Bienvenue au club des nouveaux insomniaques !

— Merci. Je suis impatient, dit Oliver. Si cela me rend aussi heureux que toi, je suis prêt à passer des nuits blanches.

Puis ils se turent pour regarder leurs épouses traverser la galerie pour se rendre en haut du double escalier, où elles s'embrassèrent avec chaleur.

C'est le moment que choisit le quatuor à cordes pour jouer le *Duo des fleurs* de Delibes, tandis que Florence et Gemma descendaient les rejoindre.

Dans quelques instants, ils échangeraient des vœux d'amour et de bonheur éternel.

BLANCHE

HARLEQUIN

Médecins à Morrow Island, de Louisa Heaton - N°1593

Tout juste arrivée sur Morrow Island où elle doit remplacer le Dr Owen Ledger, Lucy tombe sous le charme de son confrère. Quelle chance de pouvoir travailler à son côté durant les quelques semaines que durera leur passation ! Alors qu'elle éprouve des sentiments de plus en plus intenses à son égard, Lucy hésite pourtant à construire avec Owen une relation durable. En effet, celui-ci lui a confié vouloir une famille qu'elle ne pourra jamais lui offrir…

Une nouvelle chance pour Shona, de Karin Baine

De retour dans sa ville natale, sur l'île de Braelin au large de l'Écosse, Shona redoute ses retrouvailles avec Alasdair Murray. Or voilà qu'elle tombe nez à nez avec lui dès sa première garde à l'hôpital où elle travaille comme infirmière ! Le mauvais garçon d'autrefois s'est mué en un splendide médecin – et il lui fait toujours autant d'effet. Celui qui lui a brisé le cœur lorsqu'elle était adolescente serait-il capable de le soigner aujourd'hui ?

Un défi à relever, de Wendy S. Marcus - N°1594

SÉRIE : LE DESTIN DES SŒURS PENIGLATT - 1/2

Le Dr Derrick Limone est désemparé. Lui qui vient de parcourir des kilomètres jusqu'à New York dans le seul but de réprimander Kira Peniglatt, l'infirmière chargée du suivi administratif de sa mère souffrante, voilà qu'il est… tombé sous son charme ! Cependant, que Kira lui plaise ou pas, il devra réprimer le trouble qu'elle fait naître en lui et parvenir à lui tenir tête…

Une bouleversante promesse, de Wendy S. Marcus

SÉRIE : LE DESTIN DES SŒURS PENIGLATT - 2/2

Qu'imaginait Jarrod, son défunt fiancé, en promettant à son ami Spencer qu'il serait le parrain de leur enfant ? Krissy fulmine. Adolescents, Spencer, Jarrod et elle étaient toujours ensemble. Jusqu'à ce que Spencer gâche tout et que Krissy ne veuille plus jamais le revoir. Aujourd'hui, par respect pour les dernières volontés de Jarrod, la voilà de nouveau à supporter les incroyables yeux bleus et le sourire suffisant de Spencer…

Leur mission : sauver des vies.
Leur destin : trouver l'amour.

HARLEQUIN
www.harlequin.fr

BLANCHE

Les conséquences d'une nuit, de Charlotte Hawkes - N°1595

La priorité de Max Van Berg ? Sa carrière de chirurgien ! Aussi, lorsque Evie Parker, une psychiatre avec laquelle il a eu une brève aventure, réapparaît dans sa vie pour lui annoncer qu'il est père, sent-il d'abord la panique l'envahir. Il ne connaît rien aux enfants ! Pourtant, impossible de perdre à nouveau Evie, maintenant qu'ils forment, avec elle et leur petite fille, une famille…

Pour réapprendre à aimer, d'Annie Claydon

Le Dr Alexandra Jackson… En apprenant qu'il devra coopérer, le temps d'une campagne caritative, avec celle qui lui a brisé le cœur dix ans plus tôt, Leo est désemparé. Certes, son histoire avec Alexandra appartient au passé mais, il doit bien se l'avouer, elle l'attire toujours autant. Leurs retrouvailles seraient-elles pour eux une chance de poursuivre leur relation inachevée ?

HARLEQUIN

Leur mission : sauver des vies.
Leur destin : trouver l'amour.

HARLEQUIN
www.harlequin.fr